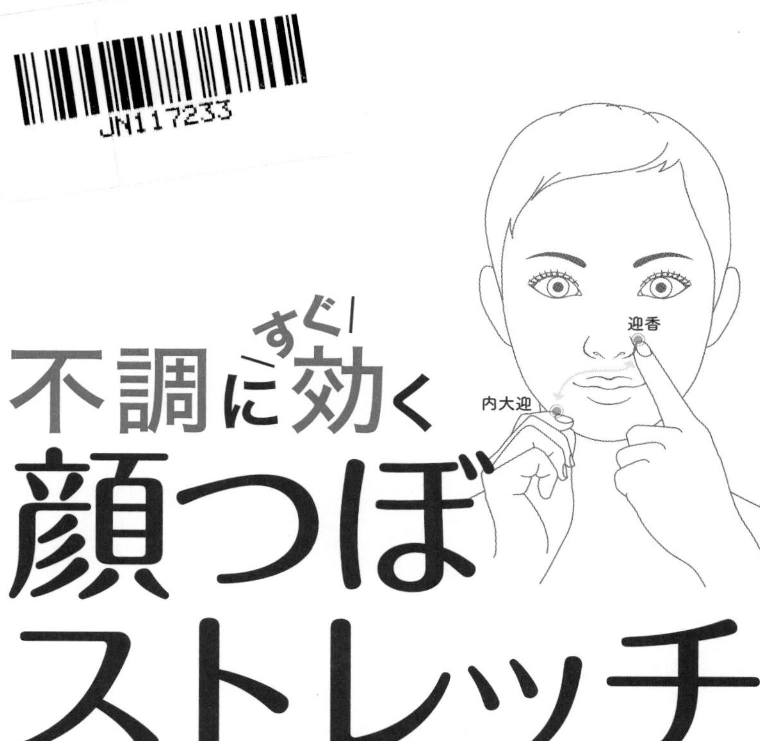
JN117233
迎香
内大迎

不調にすぐ効く顔つぼストレッチ

康鍼治療院院長　鈴木康玄

産業編集センター

―はじめに―

なぜ良い？　顔つぼストレッチ

東洋医学では顔を、全身の状態があらわれ、全身の状態を変えられる場所として捉えます。これは言い換えれば、「顔へ適切な刺激を加えることで全身の調子を整えられる」ということでもあります。

ここでご紹介する「顔つぼストレッチ」は、顔にあるつぼにストレッチを加えることで、不調を改善していく方法です。ふと気になったときに、一人で気軽に行えることを目指し、顔に限定したストレッチとしました。手指で優しくつまんだり、圧したりするストレッチですので、女性でしたらメイクの上からでも大丈夫です。デスクでトイレで、ぜひお試しください。また、寝る前のストレッチも効果が期待できます。15～20秒、ゆっくりと呼吸しながら行なってください。

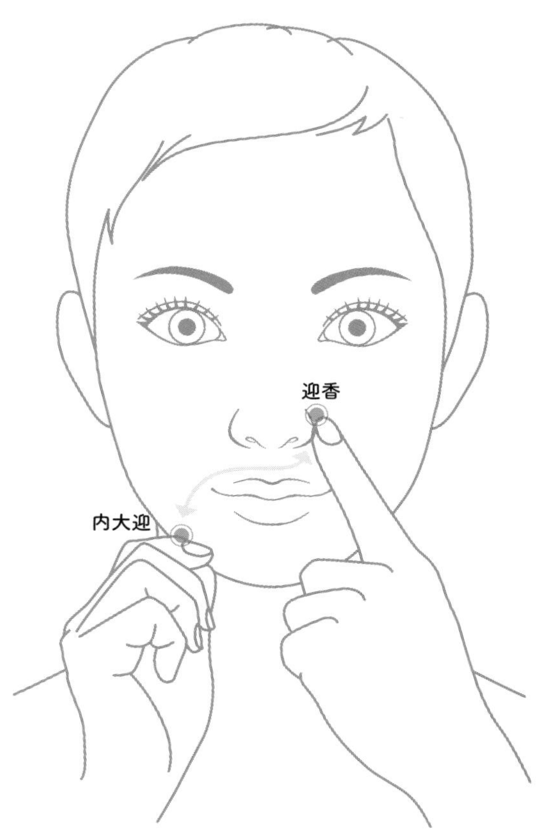
迎香
内大迎

〈目次〉

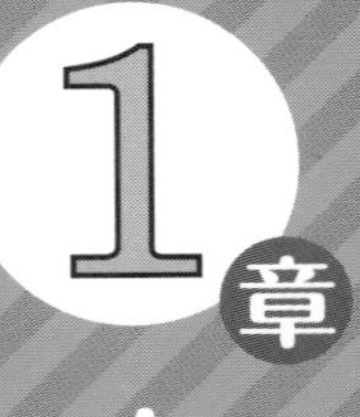

東洋医学における「顔」

東洋医学の基本概念のひとつとして「気血（けけつ）」があります。気血とは、人の体内にある生気と血液をあわせたもののことです。そしてこれら気血がめぐる道すじを「経絡（けいらく）」と呼びます。東洋医学では、生命活動とは、経絡に気血がめぐることによって成り立っていると考えるのです。

全身をめぐる気血が通り、多くの経絡が集まる場所が、顔です。顔を全身のコンディションが反映される場所として捉えるのは、こうした考え方によります。

経絡について

経絡は、内臓↓顔↓手足をつないで、循環する血の通り道です。

経絡には陰と陽の2種類があります。

陰の経絡（陰経）

手足の内側を流れています。胸（五臓）↓腕の内側を通って↓手の平へ流れ、また、足の裏から↓脚の内側を通って↓腹部（五臓）へと流れます。

また五臓の状態は、五官（目、耳、鼻、口、舌）と呼ばれる顔の感覚器に反映されます。

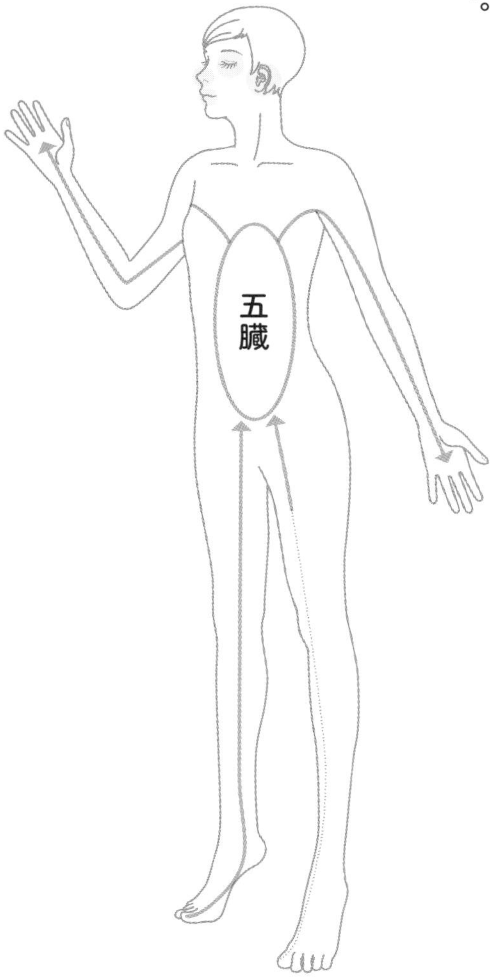

五臓

陽の経絡（陽経）

手足の外側を流れています。手の陰経からつながって↓手の外側をのぼって顔へ流れ↓顔で切り替わり足へとおります。

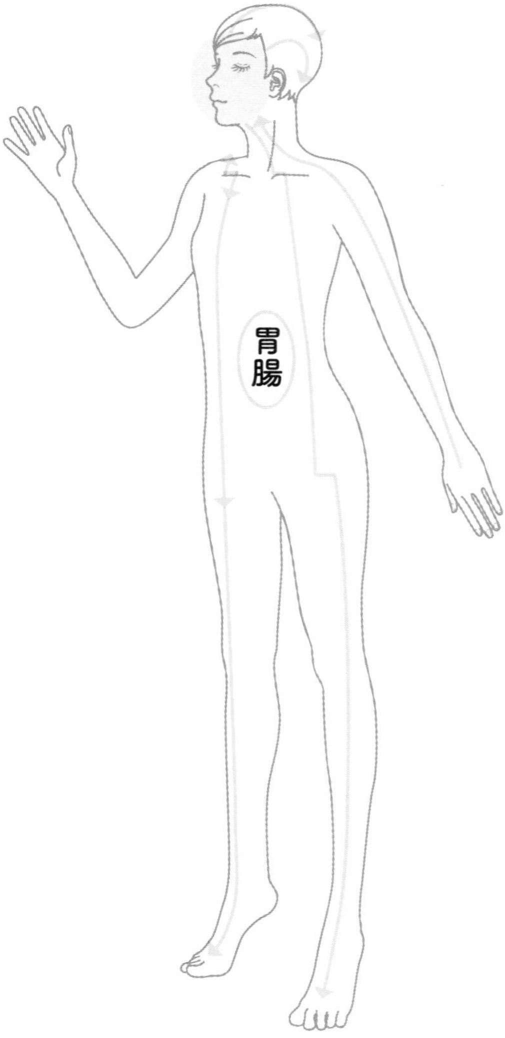

胃腸

※朝と夜で異なる経絡のめぐり方

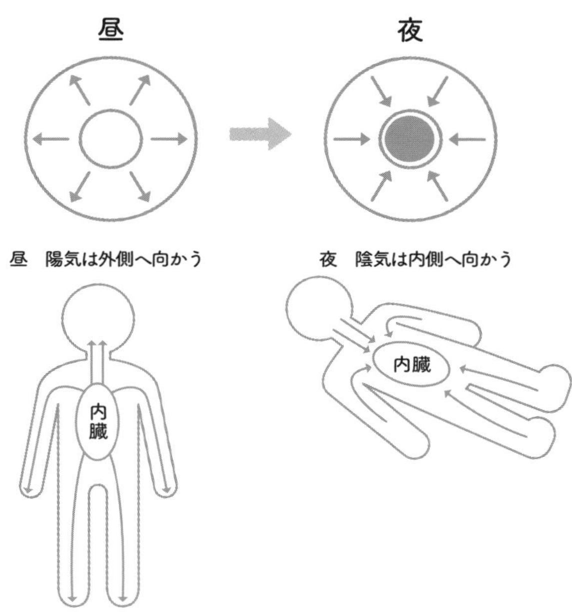
昼
夜
昼　陽気は外側へ向かう
夜　陰気は内側へ向かう
内臓
内臓

経絡のめぐり方は朝と夜とで異なります。

昼間めぐるのは主に陽の位置である外側です。内側（内臓）から外側（頭部、手足）へとめぐり心身ともに活動状態をつくります。

夜になるにつれて陽から陰へとバランスが移ります。眠っているときにめぐるのは主に陰の位置である内側です。外側から内側へとむかい、内臓を温め養います。

陰経は陽経の動きを支え、安定させる働きをしています。陰陽のバランスをとるには陽の活動から始めなければなりません。顔には陽の気が集まっているので、今ひとつ元気が出ない、活発になれない、という身体の状態は顔の状態にもあらわれてきます。

【実際に試してみましょう】

寒い冬、顔が冷えきった状態で体を温めても、寒さと強張りはなかなか抜けません。そんなときに顔をお湯で温めると、すぐに体の冷えと強張りが取れてラクになります。

経絡の位置

経絡がめぐる位置は皮毛（＝皮膚）です。皮膚を刺激すると気が反応し、その下にある毛細血管や皮下組織にも影響を及ぼす仕組みとなっています。

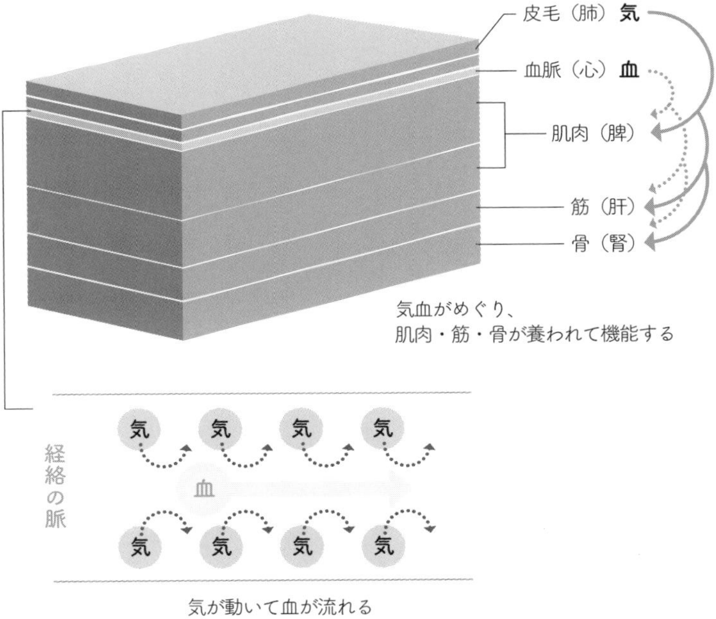

皮毛（肺）気
血脈（心）血
肌肉（脾）
筋（肝）
骨（腎）
気血がめぐり、
肌肉・筋・骨が養われて機能する
経絡の脈
気
血
気が動いて血が流れる

経絡と呼吸

経絡をめぐらせるために、皮毛への刺激とあわせて非常に重要なことが「呼吸」になります。

呼吸によって気血のめぐりが促され、全身の代謝が維持される仕組みです。深い呼吸は内臓や五官の感覚器官を働かせるために、不可欠なものです。

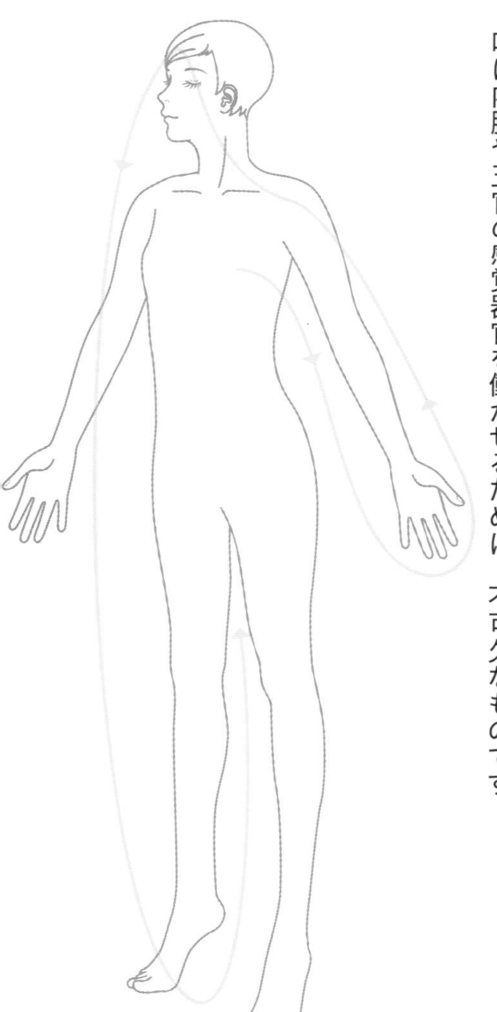

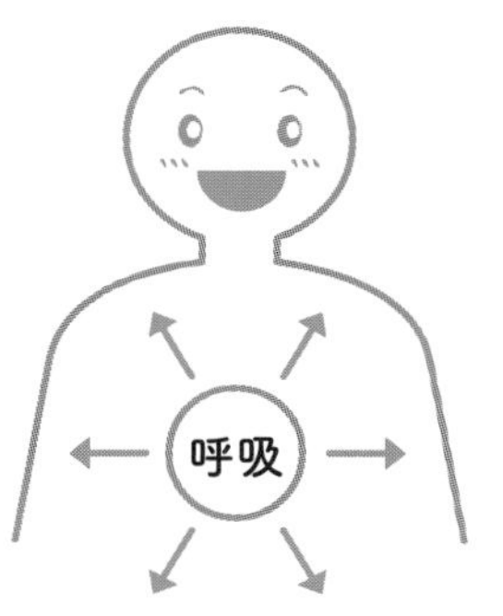
呼吸

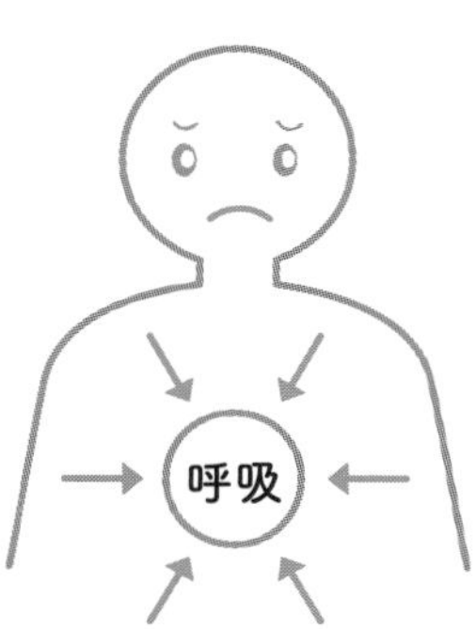
呼吸

実は呼吸は表情と密接に関係しています。眉間にしわを寄せたような表情では、十分な呼吸はできません。呼吸ができなければ、経絡の循環も滞るということです。

【実際に試してみましょう】

・笑顔で目をぱっちり開いて深呼吸します。
・次に、眉間にしわを寄せて困ったような表情で深呼吸してみてください。

どちらが呼吸しやすかったですか？

2章 顔つぼと経絡

顔つぼで経絡をめぐらせる

顔に位置するつぼに刺激を加えることは、全身をめぐる経絡に働きかけることと同じ意味をもちます。つぼへの刺激というと「1点を強めに押す」イメージが多いかもしれませんが、「顔つぼストレッチ」では2カ所のつぼに対して軽くストレッチを加えるという方法を取ります。15～20秒、ゆっくりと呼吸しながら行なってください。

基本は2点の顔つぼを経絡にそってストレッチする方法です。

❶つまんでストレッチ（2点とも軽くつまむ）❷圧(お)してストレッチ（2点とも軽く圧迫する）❸圧してつまんでストレッチ（1点を軽く圧迫し、もう1点を軽くつ

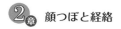

まむ）

これら以外に、顔つぼ1点だけを圧したり、つまんだりする方法も有効です。特に、ある症状に対しての特効穴としてつぼを使う場合にオススメです。

❶つまんでストレッチ（1点を軽くつまむ）❷圧してストレッチ（1点を軽く圧迫する）

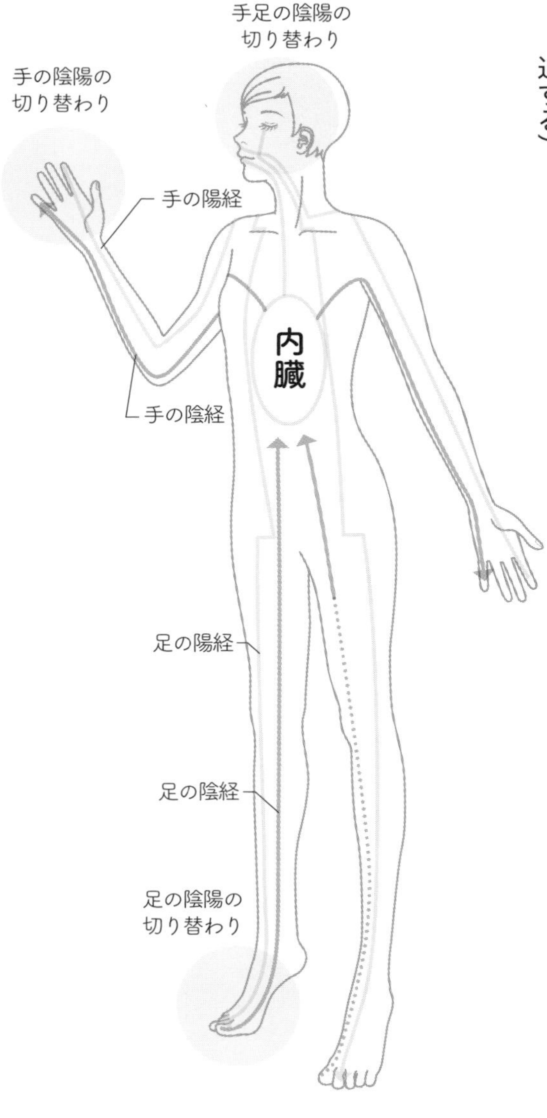

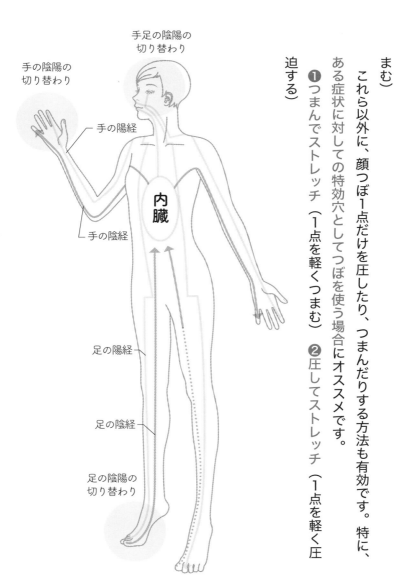

手足の陰陽の切り替わり

手の陰陽の切り替わり

手の陽経

内臓

手の陰経

足の陽経

足の陰経

足の陰陽の切り替わり

顔つぼストレッチの方法

基本は２点の顔つぼを経絡にそってストレッチする方法です（❶～❸）。
15～20秒で反応が出てきます。ゆっくりと呼吸しながら行なってください。

❶つまんでストレッチ

２点の経絡上のつぼを優しくつまんで、皮膚表面が軽くピンと張ってくるようにのばす。

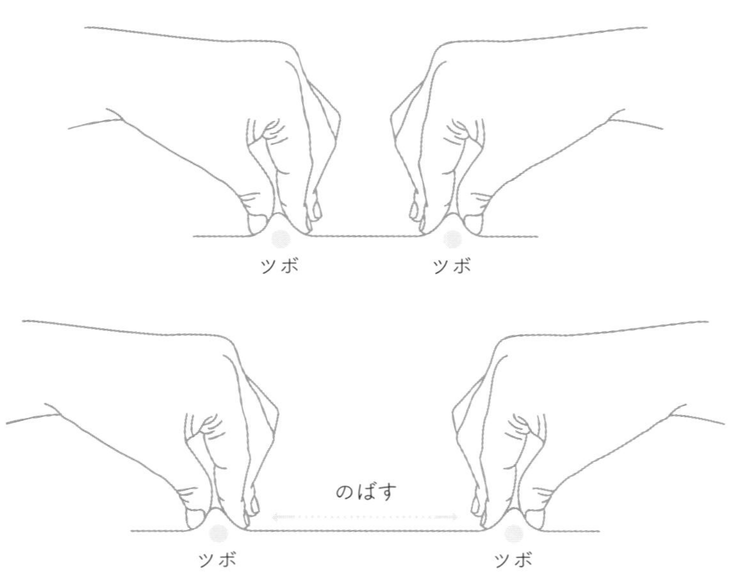
ツボ
ツボ
のばす
ツボ
ツボ

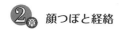

❷圧(お)してストレッチ

２点の経絡上のつぼを優しくつまんで、皮膚表面が軽くピンと張ってくるようにのばす。

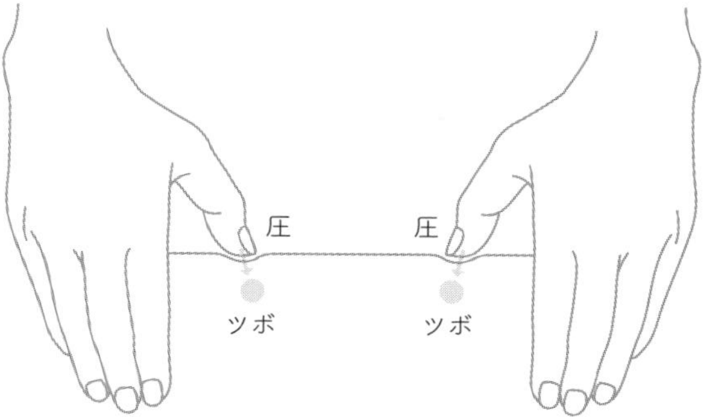

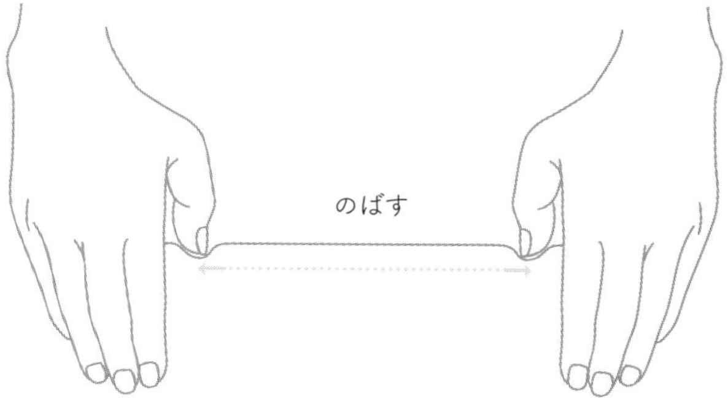

圧
圧
ツボ
ツボ
のばす

❸圧(お)してつまんでストレッチ

１点を軽く圧し、もう１点を軽くつまんで、皮膚表面が軽くピンと張ってくるようにのばす。

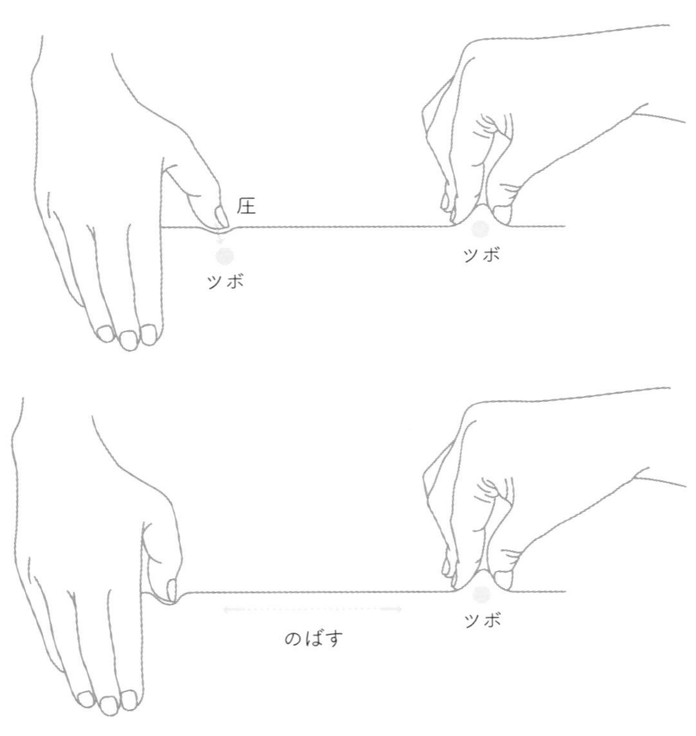

圧
ツボ
ツボ
のばす
ツボ

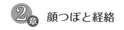

※これら以外に、顔つぼ1点だけを圧したり、つまんだりする方法も有効です。特に、ある症状に対しての特効穴としてつぼを使う場合にオススメです（❶ ❷）。
15〜20秒で反応が出てきます。ゆっくりと呼吸しながら行なってください。

❶ 1点つまんでストレッチ

つぼを優しくつまんで、皮膚表面が軽くピンと張ってくるように引き上げる。

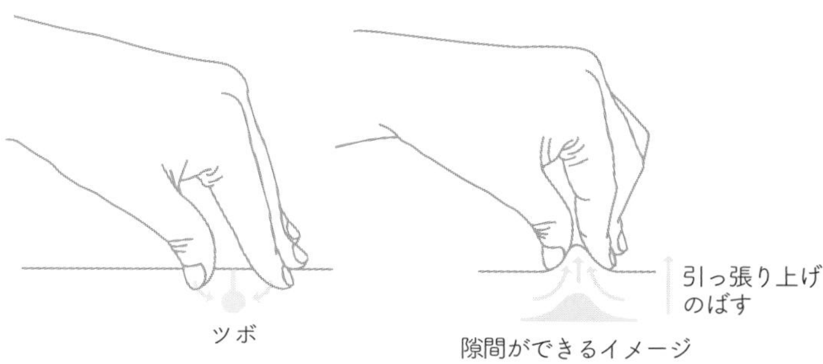
ツボ
引っ張り上げ
のばす
隙間ができるイメージ

つぼを中心にまわりの皮膚から広めにつまみ上げてのばします。つぼのある位置の皮膚の奥に隙間ができるようなイメージです。

❷1点圧してストレッチ

つぼ位置の皮膚を軽く圧して、皮膚を押すか引くようにしてズラす方法です。指圧が目的ではないので、指紋に皮膚が引っかかる程度に圧してください。皮膚組織がのびた感じがあれば OK です。

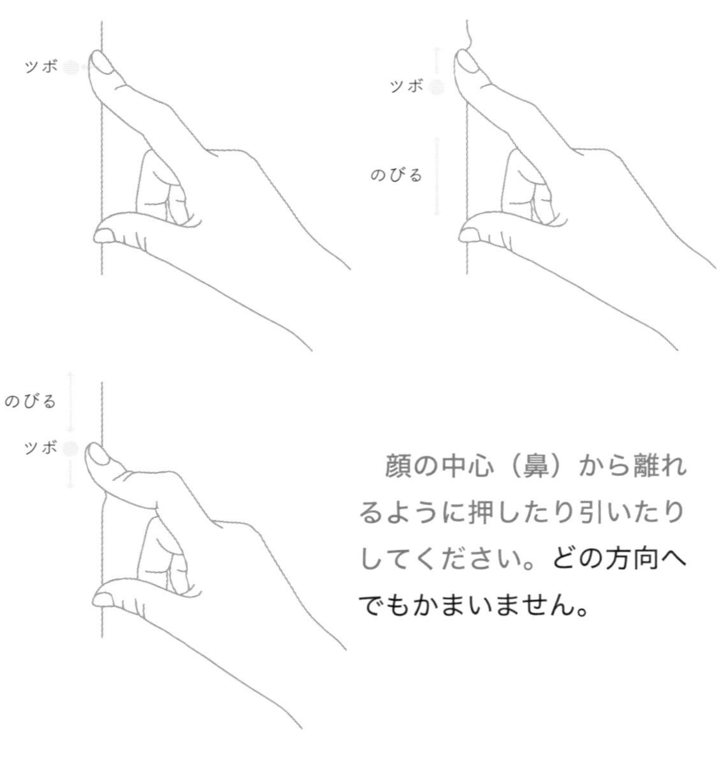
ツボ
ツボ
のびる
のびる
ツボ

顔の中心（鼻）から離れるように押したり引いたりしてください。どの方向へでもかまいません。

つぼ刺激の感覚

皮膚を触ったり圧したりしただけで、痛みを感じることがあると思います。これは皮膚の感覚異常です。東洋医学では、痛みの感覚は経絡の循環が悪くなって起こると考えますが、めぐりを悪くする原因として「虚」と「実」という考え方があります。

- 虚：気や血がめぐらずに力がなくなっている状態。
  触られたり押されたりすると気持ちよく感じます。痛気持ちいい感覚です。
- 実：気や血が密集して滞っている状態。
  触られると不快感がともないます。やめてほしいと感じる場所です。

痛みの感覚から経絡の状態を知ることができます。

3章 顔と全身のつながり方

顔に集まる経絡（陽経）は
- ほおのエリア：陽明経
- ひたいのエリア：太陽経
- こめかみのエリア：少陽経

の３つに分けることができます。

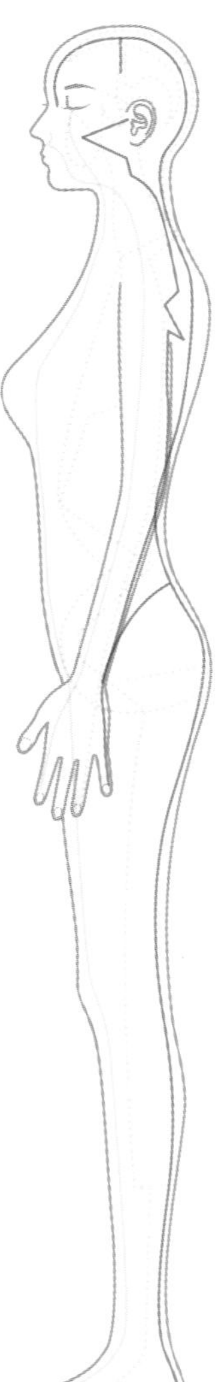

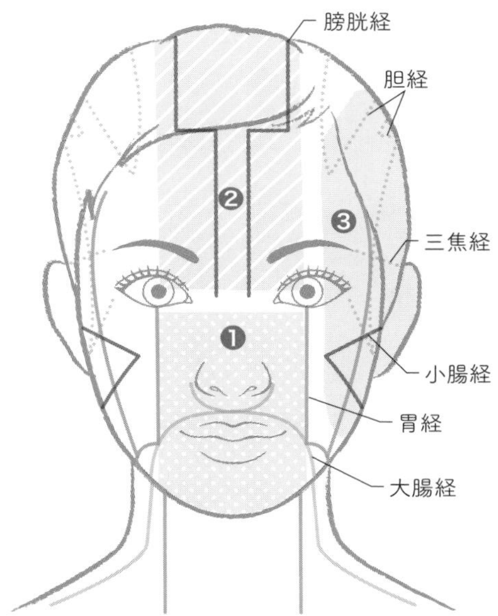
膀胱経
胆経
❷
❸
三焦経
❶
小腸経
胃経
大腸経

❶ほおのエリア（目の下～お腹へつながる流れ）：陽明経

陽明経は体の前側をめぐっています。ほお、口のまわりはお腹につながっています。
陽明経上には大腸経、胃経があり、それぞれ大腸、胃とつながります。
思考過剰で消化機能が落ちている人が滞りやすい経絡です。

❷ひたいのエリア（目の上～背中へつながる流れ）：太陽経

太陽経は体の背面をめぐっています。ひたい、眉間は背中につながっています。
太陽経上には小腸経、膀胱経があります。
集中状態が続いたり、寝不足だと滞りやすい経絡です。

❸こめかみのエリア（目の横～脇腹へつながる流れ）：少陽経

少陽経は耳のまわりから体の側面（横）をめぐっています。こめかみ、目尻は脇腹につながっています。
少陽経上には三焦経、胆経があります。
歯を食いしばることが多かったり、スマホばかり見ている人が滞りやすい経絡です。

【五臓と五官】

東洋医学における五臓とは「肝・心・脾・肺・腎」を指します。臓器だけの働きをあらわしているのではなく、内臓や経絡が合わさったシステムとして機能していると考えるため、「臓」（例：肝臓）はつけません。

五臓の働きは五官と呼ばれる顔・頭部の感覚器官と関係しています。五官（官：器官）は

目＝肝　耳＝腎　鼻＝肺　口＝脾　舌＝心

と関係していると考えます。

ほおのエリア（目の下〜お腹へつながる流れ）：陽明経

体の前側をめぐる経絡を「陽明経」といいます。手を通る大腸経、足を通る胃経が顔（目の下の付近）で切り替わります。

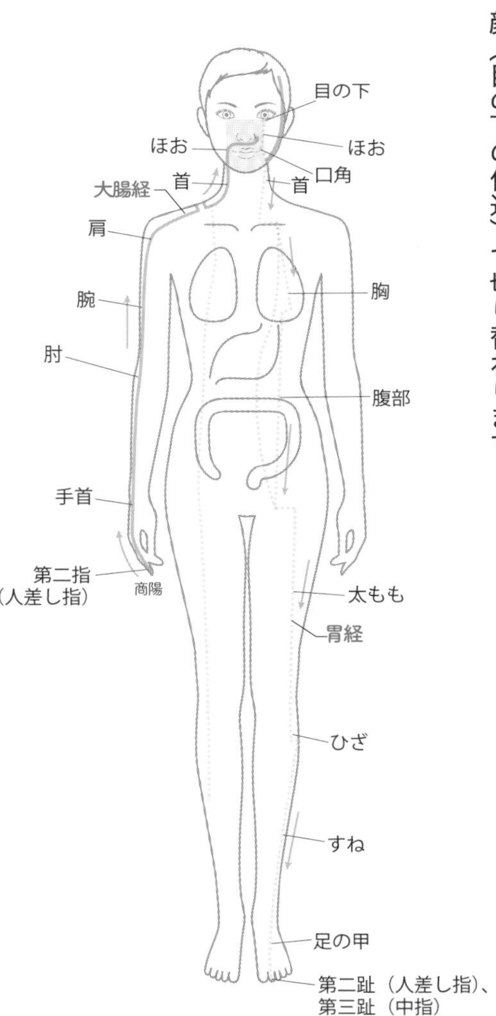
目の下
ほお
ほお
口角
首
首
大腸経
肩
胸
腕
肘
腹部
手首
第二指
（人差し指）
商陽
太もも
胃経
ひざ
すね
足の甲
第二趾（人差し指）、
第三趾（中指）

手の大腸経

第二指（人差し指）（親指側）→手首（親指側）→肘の外側→腕の前側→肩関節の前側→首の前→ほお→目の下で足の経絡へと切り替わります。鎖骨の位置で内部に入り、大腸とつながります。

足の胃経

目の下→ほお→口角→首→胸前→腹部前→太もも前→ひざ→すね→足の甲→第二趾（人差し指）、第三趾（中指）を流れます。内臓では胃とつながります。

陽明経が関係する身体部位と動き

- 顔（口まわり、ほお、鼻）
- 首（喉、扁桃腺　左右に首を振る動き）
- 肩（肩前、鎖骨）
- 胸（食道、バスト）
- 歯（上歯は胃経、下歯は大腸経と関係）
- 腹筋と胃腸の動き

●股関節、ひざ関節、足首の動きと後屈動作

陽明経ストレッチの効果が期待できる症状

胃経のストレッチ 胃の調子が悪い、上歯がうずく

大腸経のストレッチ 大腸の調子が悪い、下歯がうずく

胃経＋大腸経のストレッチ ほおのむくみ、鼻・のどの粘膜のはれと痛み

Column

経絡を実感してみる

目の下とあごのエラから少し内側のラインの2点で「つまんでストレッチ」してみましょう。

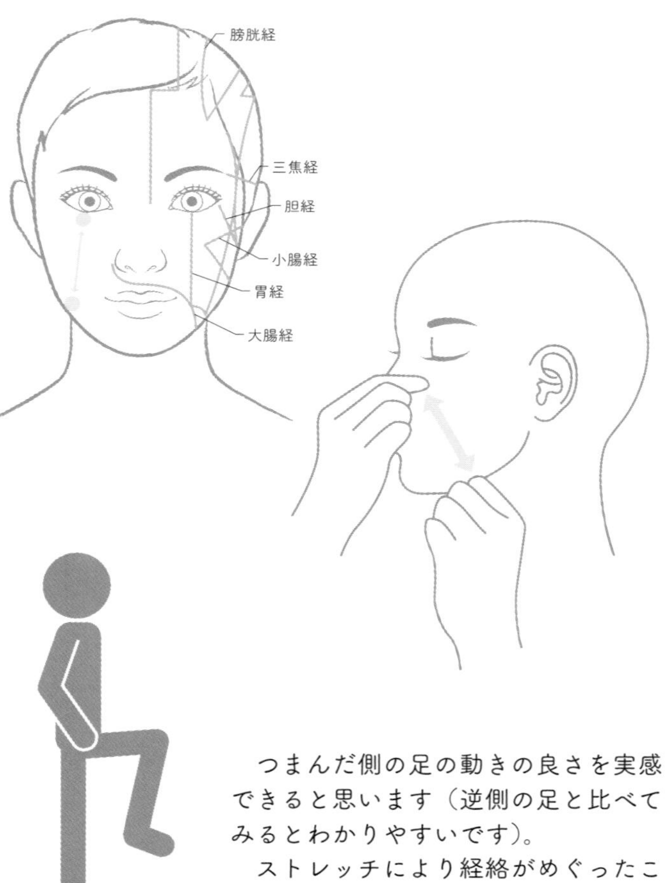
膀胱経
三焦経
胆経
小腸経
胃経
大腸経

つまんだ側の足の動きの良さを実感できると思います（逆側の足と比べてみるとわかりやすいです）。

ストレッチにより経絡がめぐったことで生じる、動きの変化です。

ひたいのエリア（目の上〜背中へつながる流れ）：太陽経

体の背面をめぐる経絡を「太陽経」といいます。顔（目頭の付近）で手の小腸経と足の膀胱経が切り替わります。

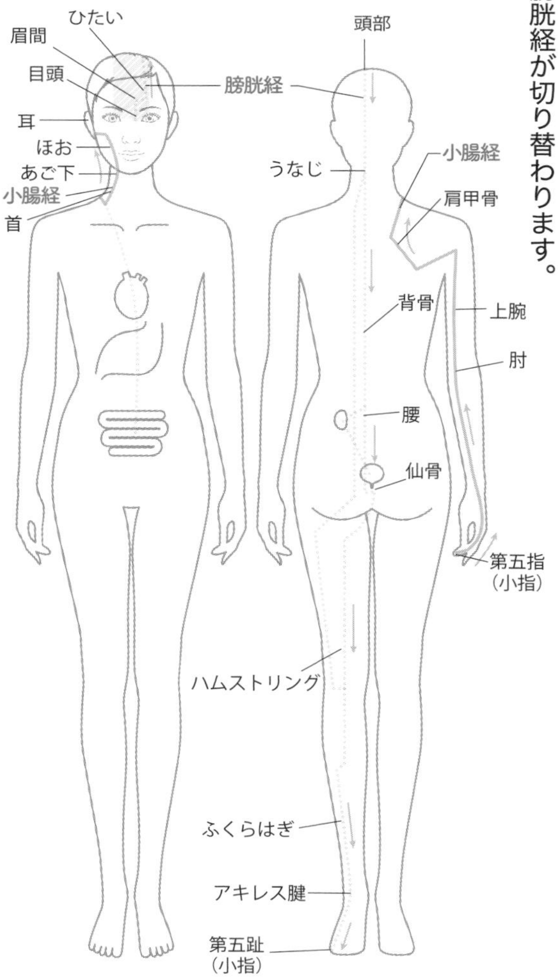

ひたい
眉間
目頭
膀胱経
耳
ほお
あご下
小腸経
首
頭部
うなじ
小腸経
肩甲骨
背骨
上腕
肘
腰
仙骨
第五指
（小指）
ハムストリング
ふくらはぎ
アキレス腱
第五趾
（小指）

手の小腸経

第五指（小指）（内側）→肘（内側）→上腕後（内側）→肩甲骨→首（背部）からあご下（横側）、ほお（横側）に入り、耳（前側）へ流れます。ほおから目頭に向かう流れがあり、目頭で足の膀胱経へと切り替わります。

鎖骨の肩の位置から内臓へ入り、小腸とつながります。

足の膀胱経

目頭→眉間→ひたい→頭部→うなじ→背骨沿いの筋肉→腰→仙骨→坐骨→ハムストリング→ふくらはぎ→アキレス腱（外側）→第五趾（小指）へと流れます。

体の背面を下降しながら、内臓では膀胱とつながります。

太陽経が関係する身体部分と動き

- 顔（目頭、眉間、ひたい）
- 頭部（生え際、後頭部）
- 首（うなじ）
- 肩（肩甲骨と肩甲骨の間）

- 背中（背骨沿い）
- 腰
- ハムストリング、ふくらはぎの動き
- 前屈動作

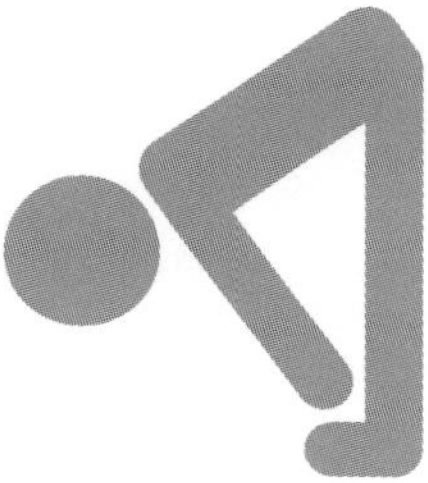

太陽経ストレッチの効果が期待できる症状

膀胱経のストレッチ 眉間にしわがある、睡眠の不調、頭が興奮状態

小腸経＋膀胱経のストレッチ 体温が低い、風邪の初期症状・寒気、排泄の不調

こめかみのエリア（目の横～脇腹へつながる流れ）：少陽経

体の側面をめぐる経絡を「少陽経」といいます。顔（目尻の付近）で手の三焦経と足の胆経が切り替わります。

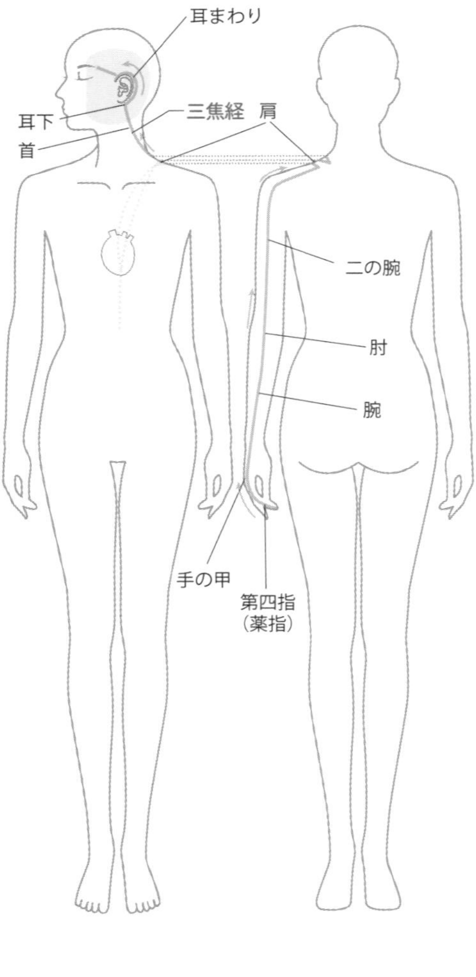

耳まわり
耳下
三焦経
肩
首
二の腕
肘
腕
手の甲
第四指
（薬指）

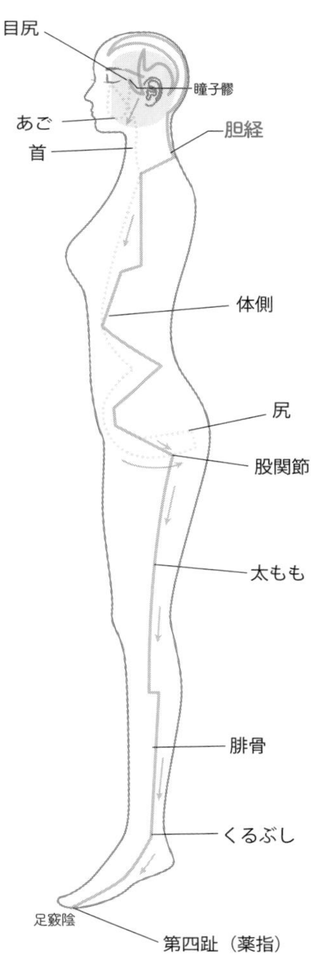
目尻
瞳子髎
あご
胆経
首
体側
尻
股関節
太もも
腓骨
くるぶし
足竅陰
第四趾（薬指）

手の三焦経

第四指（薬指）↓手の甲↓腕の外側↓肘の裏↓二の腕↓肩の上部↓首（側面）↓耳下↓耳のまわりへと流れます。

三焦とは形のある臓器ではありません。エネルギーを全身に分配して、各内臓を温め機能させるための水路のような働きをします。

足の胆経

目尻↓あご（側頭部）↓噛み合わせ↓首（横）↓脇腹↓お尻↓股関節（外側）↓太もも（外側、腸脛靭帯：太もも外側にある靭帯）↓腓骨↓くるぶし（外側前）↓第四趾（薬指）へと流れます。

側頭部から下降し、内臓では胆のう（「動き」の活動を司る肝の働きをサポート）とつながります。

少陽経が関係する身体部分と動き

- 顔（こめかみ、噛む筋肉の動き）
- 側頭部（耳、三半規管）

- 脇腹（呼吸の入り方、くびれ）
- 骨盤（腸骨稜：骨盤の一番上部分、股関節外側、お尻）
- 腸脛靭帯、腓骨（足の外側背面を通っているひざ下から足首を構成する骨）
- 側屈、回旋の動き

少陽経ストレッチの効果が期待できる症状

胆経のストレッチ 脇腹がつかえて呼吸が入りにくい、食いしばり・歯ぎしりがある、座っていてお尻が痛い

三焦・胆経のストレッチ PC、スマホの見過ぎによる疲れ目、無意識の力み

4章 まず全体を整える基本の顔つぼストレッチ

基本となる顔つぼストレッチです。経絡ごとのストレッチを行なうことで、まずは全体を整えます。

1 陽明経の顔つぼストレッチ（大腸経・胃経）

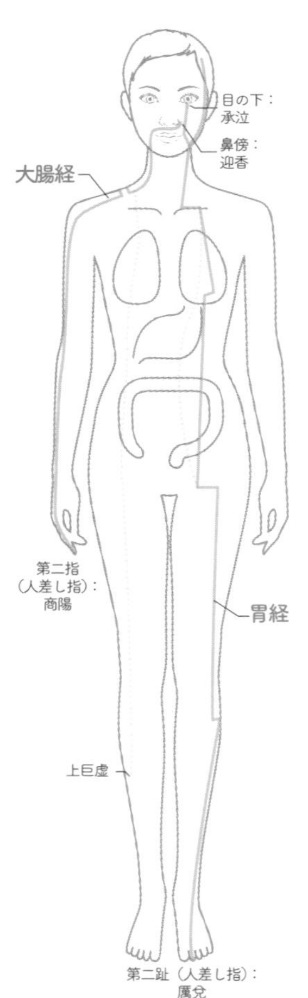
目の下：
承泣
鼻傍：
迎香
大腸経
第二指
（人差し指）：
商陽
胃経
上巨虚
第二趾（人差し指）：
厲兌

2 太陽経の顔つぼストレッチ（小腸経・膀胱経）

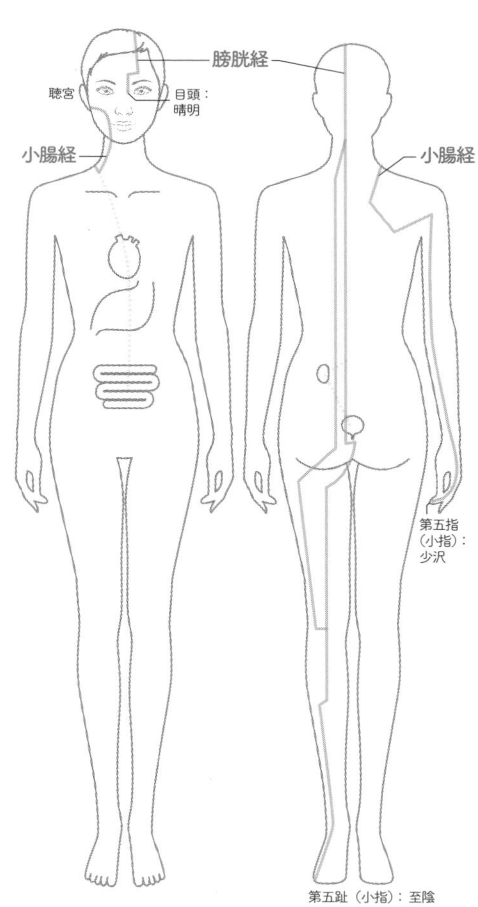
膀胱経
聴宮
目頭：
晴明
小腸経
小腸経
第五指
（小指）：
少沢
第五趾（小指）：至陰

3 少陽経の顔つぼストレッチ（三焦経・胆経）

眉尻：
糸竹空
三焦経
第四指
（薬指）：
関衝
目尻：
瞳子髎
胆経
第四趾（薬指）：足竅陰

顔つぼストレッチは、深呼吸しながら行ないましょう。ストレッチしているつぼや経絡が緩む感じがするまで続けます。変化がわかりにくい場合は、深呼吸を5回ぐらいしてみましょう。

顔つぼストレッチの基本方法は「2点つまんでストレッチ」ですが、「つまんで＋つまんで」「つまんで＋圧して」「圧して＋圧して」のどの組み合わせでもかまいません。やりやすい方法でＯＫです。

1 陽明経の顔つぼストレッチ（大腸経・胃経）

大腸経（――）：第二指（人差指）↓肘（外側）↓肩前↓首前↓あご↓ほお↓鼻傍につながる流れ

胃経（……）：目の下↓体（前側）↓第二趾（人差し指）、第三趾（中指）につながる流れ

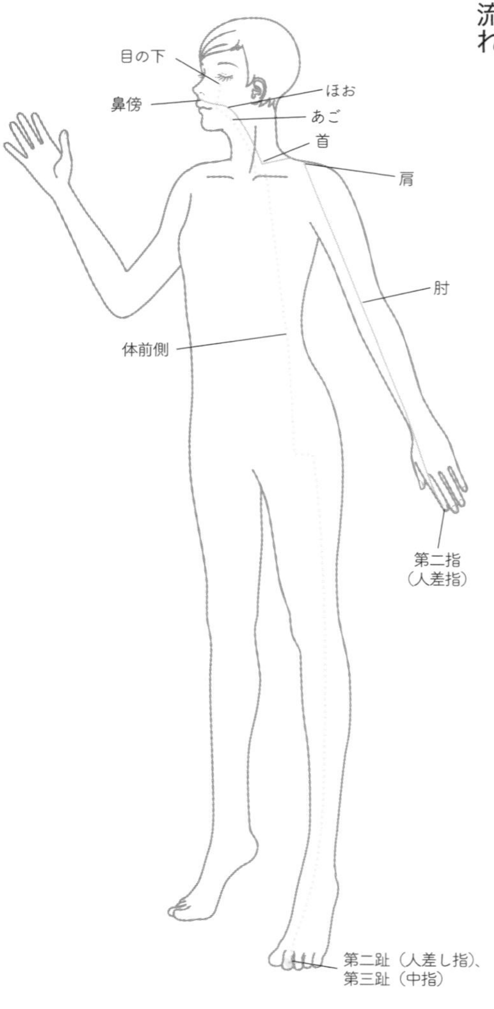

目の下
鼻傍
ほお
あご
首
肩
肘
体前側
第二指
（人差指）
第二趾（人差し指）、
第三趾（中指）

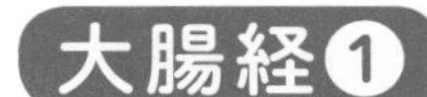
大腸経❶

基本の顔つぼストレッチ

◉は共通で使うつぼをあらわしています。

❶から行なってください。

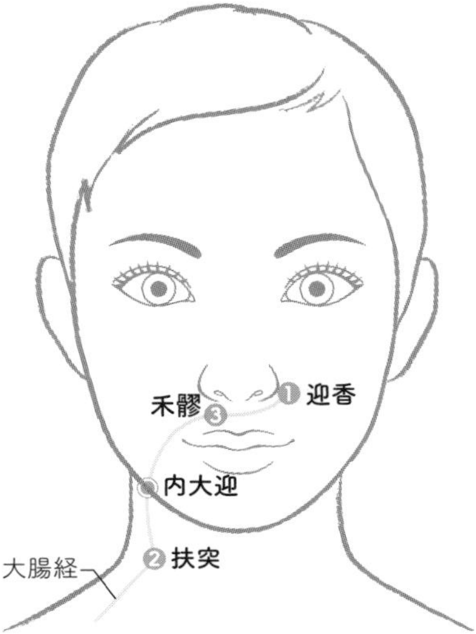

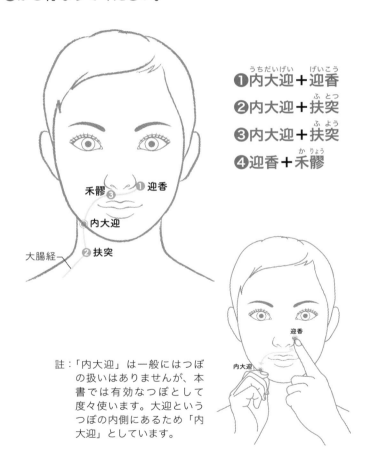

❶内大迎（うちだいげい）＋迎香（げいこう）

❷内大迎＋扶突（ふとつ）

❸内大迎＋扶突（ふよう）

❹迎香＋禾髎（かりょう）

禾髎 ❸ ❶迎香 内大迎 ❷扶突 大腸経

迎香 内大迎

註：「内大迎」は一般にはつぼの扱いはありませんが、本書では有効なつぼとして度々使います。大迎というつぼの内側にあるため「内大迎」としています。

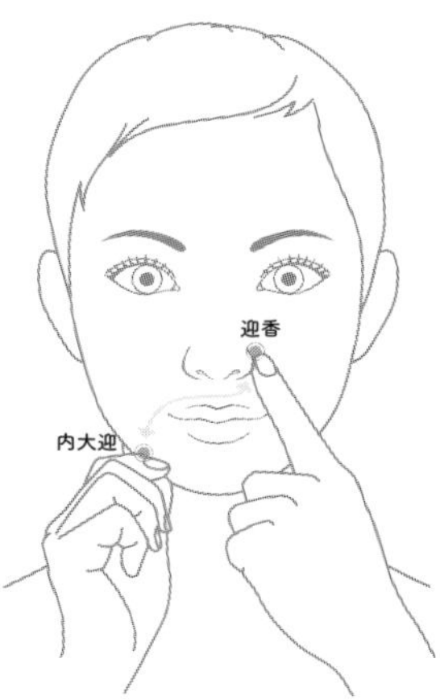

大腸経❷

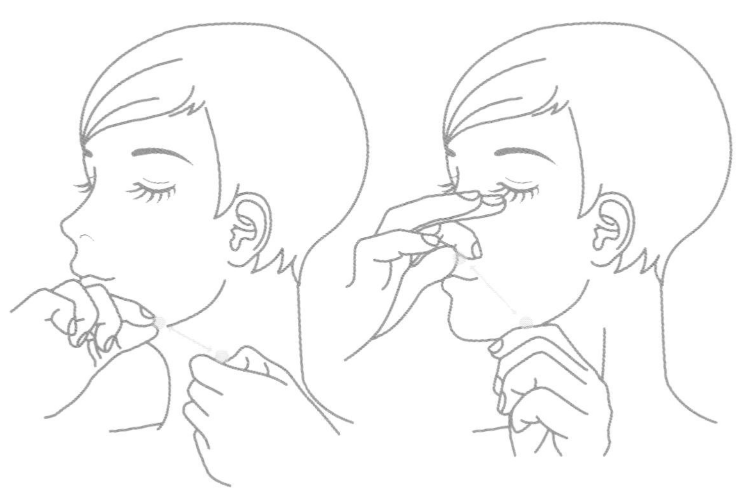

顔つぼストレッチ後に首を回すと、さらに経絡のめぐりが良くなります。大腸の動きが良くなりお腹がゴロゴロ鳴り始める人もいます。

《こんな時に》

- 鼻・のどが詰まる
- 扁桃腺のはれ・痛み・イガイガ
- 首が動きにくい

胃経❶

基本の顔つぼストレッチ

同じ数字同士でストレッチしてください。
❶から行なってください。

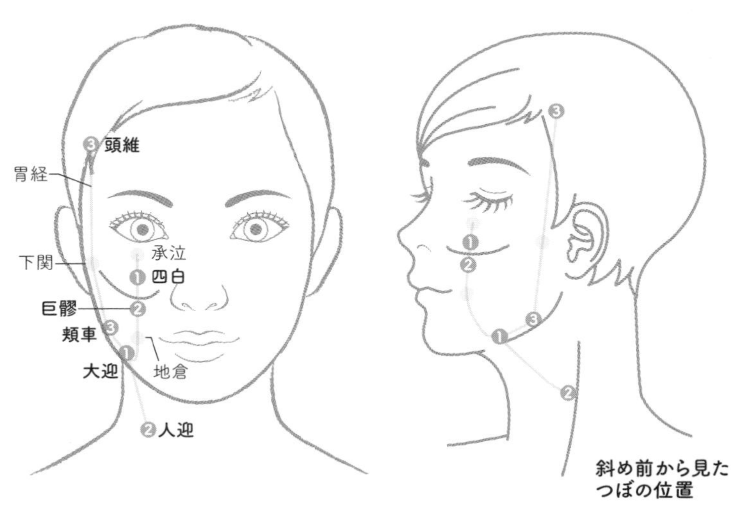
❸頭維
胃経
下関
承泣
❶四白
巨髎
❸頬車
大迎
地倉
❷人迎

斜め前から見た
つぼの位置

❶四白（しはく）＋大迎
❷巨髎（きょりょう）＋人迎（じんげい）
❸頭維（ずい）＋頬車（きょうしゃ）

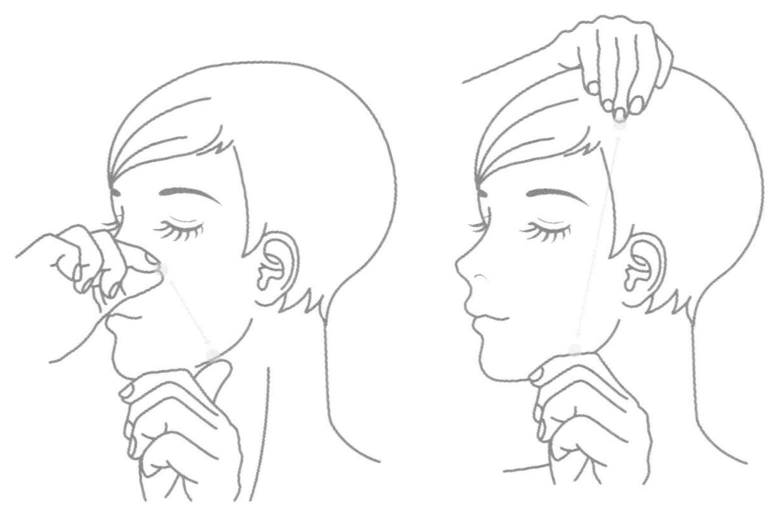

顔つぼストレッチをしながら股関節・ひざ関節を曲げてみましょう。動きやすくなっていれば胃経がめぐっている証拠です。

《こんな時に》

- 胃の働きが低下している
- 気持ちが高ぶる（興奮、緊張）
- ひざがパキパキ鳴る
- 股関節の動きが悪い

2 太陽経の顔つぼストレッチ（小腸経・膀胱経）

小腸経（——）：第五指（小指）↓ほお↓目頭（耳前）につながる流れ

膀胱経（……）：目頭↓頭・うなじ↓背部↓かかと↓第五趾（小指）につながる流れ

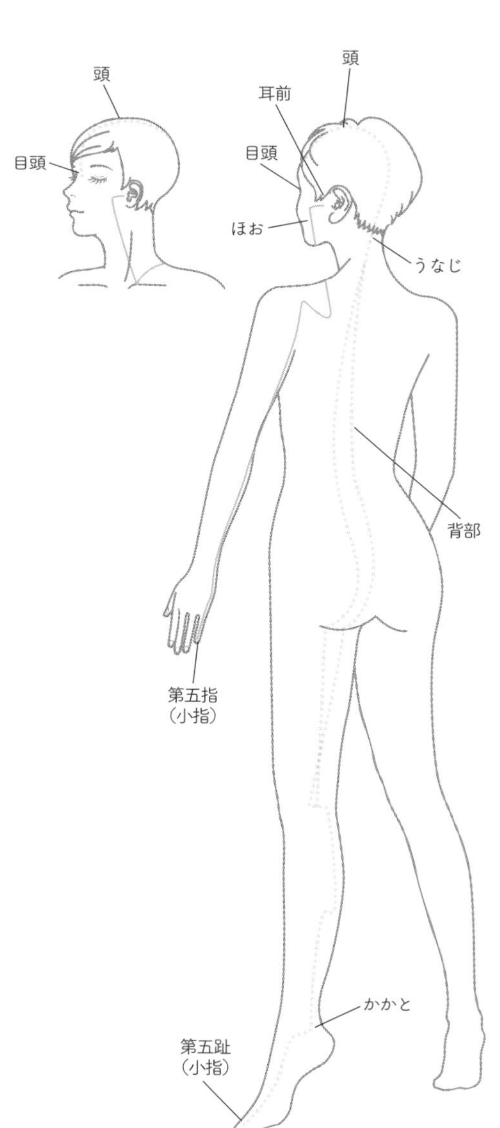
頭
目頭
頭
耳前
目頭
ほお
うなじ
背部
第五指
（小指）
かかと
第五趾
（小指）

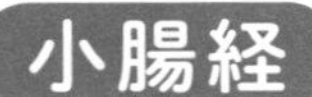
小腸経

基本の顔つぼストレッチ

◉は共通で使うつぼをあらわしています。
❶から行なってください。

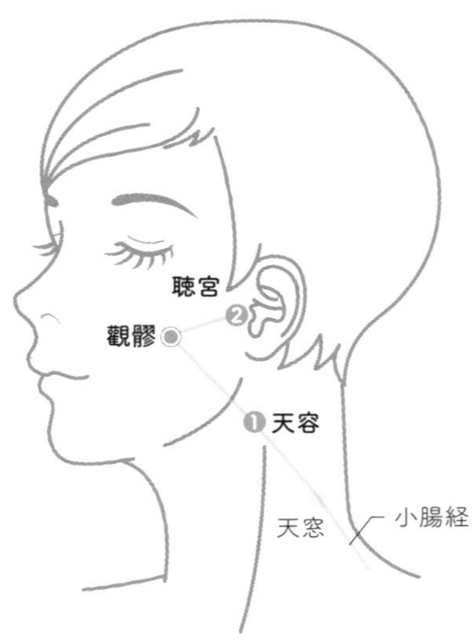
聴宮
❷
観髎
❶ 天容
天窓
小腸経

❶顴髎（けんりょう）＋天容（てんよう）

❷顴髎＋聴宮（ちょうきゅう）

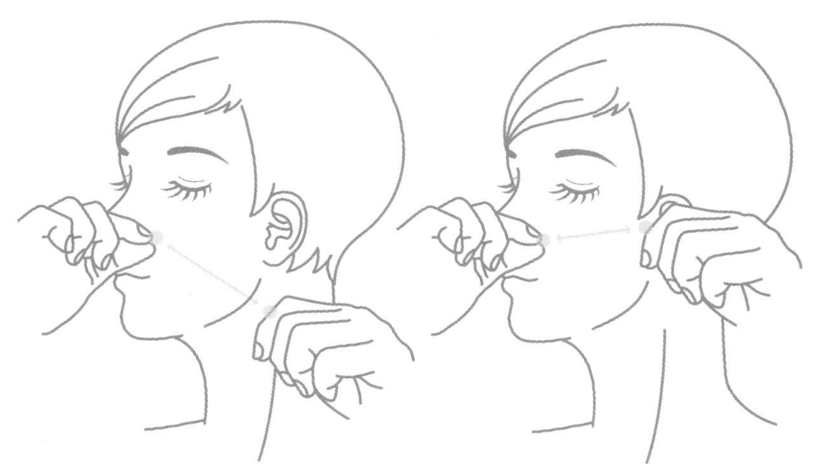

小腸経がめぐると肩甲骨から腕・手の動きが良くなります。

《こんな時に》

- 肩甲骨や肩が動かしにくい
- 食物アレルギーがある
（小腸の働きと関係）

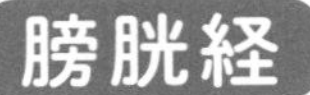
膀胱経

基本の顔つぼストレッチ

◉は共通で使うつぼをあらわしています。

❶から行なってください。

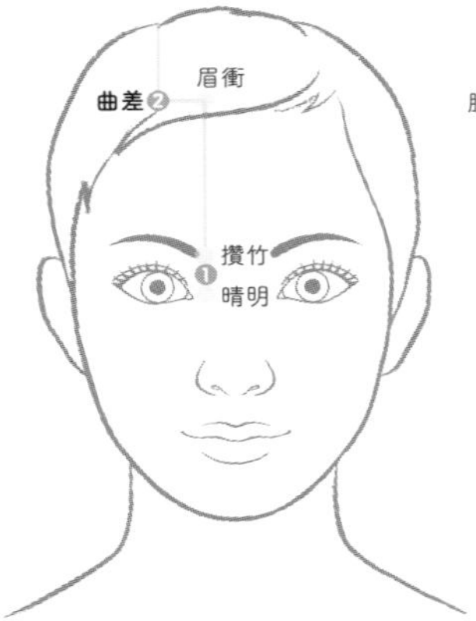

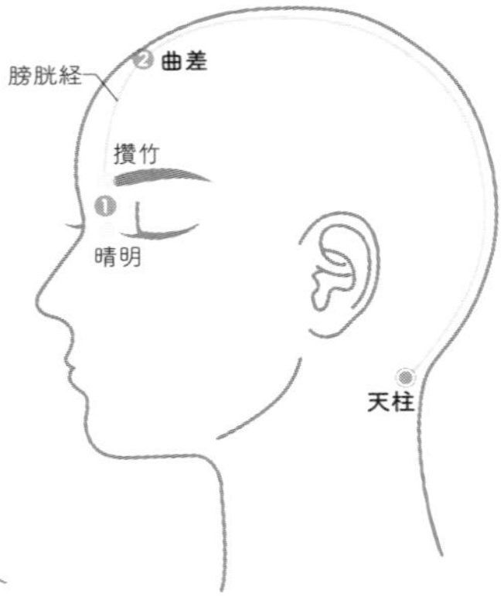

曲差 ❷
眉衝
攢竹
❶
晴明

膀胱経
❷ 曲差
攢竹
❶
晴明
天柱

横から見たつぼの位置

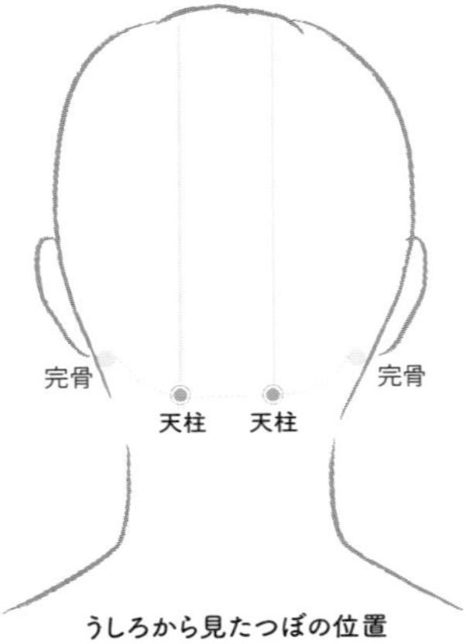

完骨
完骨
天柱
天柱

うしろから見たつぼの位置

❶天柱＋晴明＆攢竹

❷天柱＋曲差

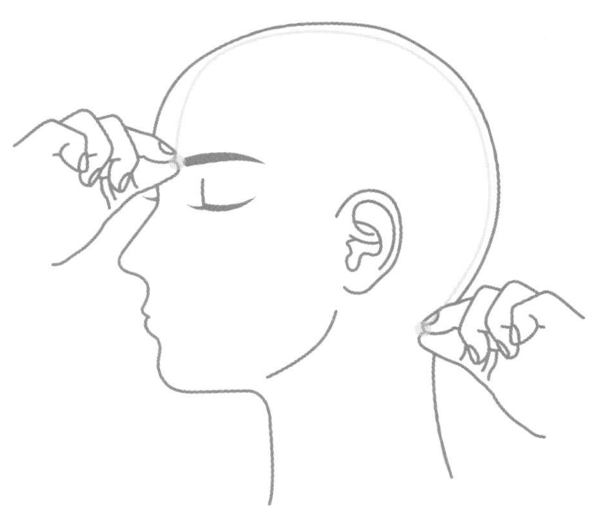

膀胱経がめぐると背中全体の緊張が取れてきます。顔つぼストレッチのあとに前屈してみて、動きやすくなっていればめぐりが良くなっている証拠です。

《こんな時に》

- 不眠（睡眠の問題）
- 体温調節がうまくできない
- 風邪を予防したい

3 少陽経の顔つぼストレッチ（三焦経・胆経）

胆経（——）：目尻→側頭部→体の側面→第四趾（薬指）につながる流れ
三焦経（……）：第四指（薬指）→耳まわり→眉尻（目尻）につながる流れ

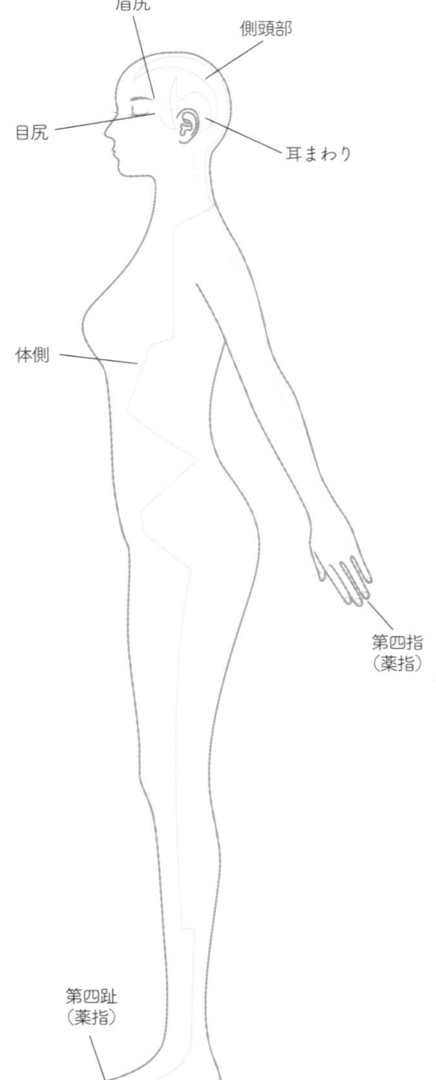
眉尻
側頭部
目尻
耳まわり
体側
第四指
（薬指）
第四趾
（薬指）

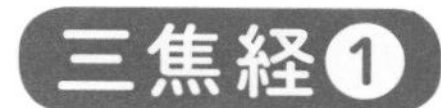

三焦経❶

基本の顔つぼストレッチ

◉は共通で使うつぼをあらわしています。

❶から行なってください。

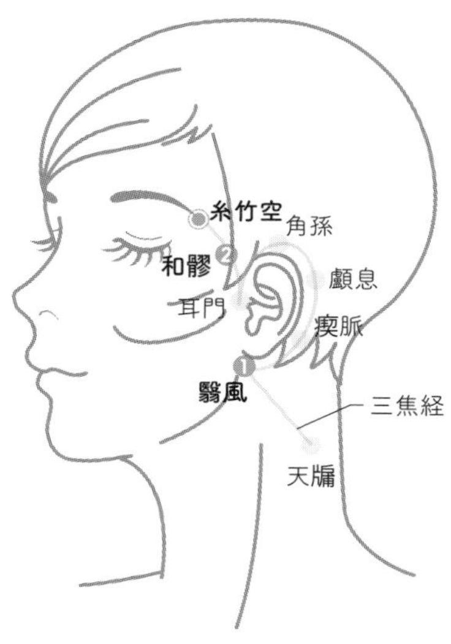
糸竹空
角孫
和髎
顱息
耳門
瘈脈
翳風
三焦経
天牖

❶糸竹空（しちくくう）＋翳風（えいふう）

❷糸竹空＋和髎（わりょう）

三焦経❷

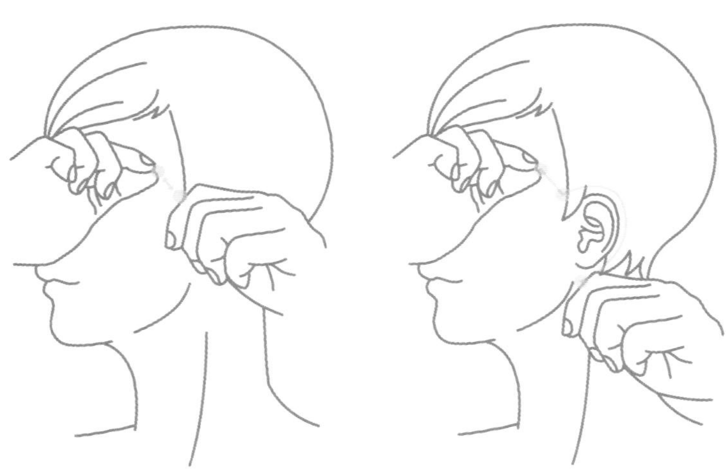

三焦経がめぐると交感神経のたかぶりが落ち着いてきます。無意識な筋緊張がほぐれやすくなり、内臓の働きも促されます。顔つぼストレッチのあとに肩や首を回して、経絡のめぐりを促進しましょう。

《こんな時に》

- 耳鳴り
- 聞こえが悪い
- めまい

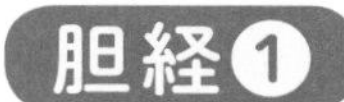
胆経❶

基本の顔つぼストレッチ

◉は共通で使うつぼをあらわしています。
❶から行なってください。

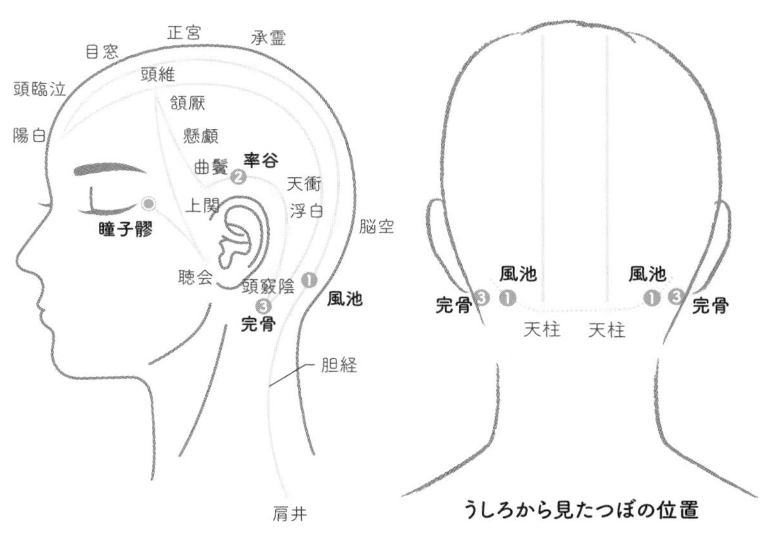
正宮
承霊
目窓
頭維
頭臨泣
頷厭
陽白
懸顱
率谷
曲鬢
天衝
上関
浮白
瞳子髎
脳空
聴会
頭竅陰
風池
完骨
胆経
肩井
風池
風池
完骨
完骨
天柱
天柱
うしろから見たつぼの位置

❶瞳子髎（どうしりょう）＋風池（ふうち）

❷瞳子髎＋率谷（そっこく）

❸瞳子髎＋完骨（かんこつ）（耳のうしろにある、首と頭をつなぐ小さな骨）

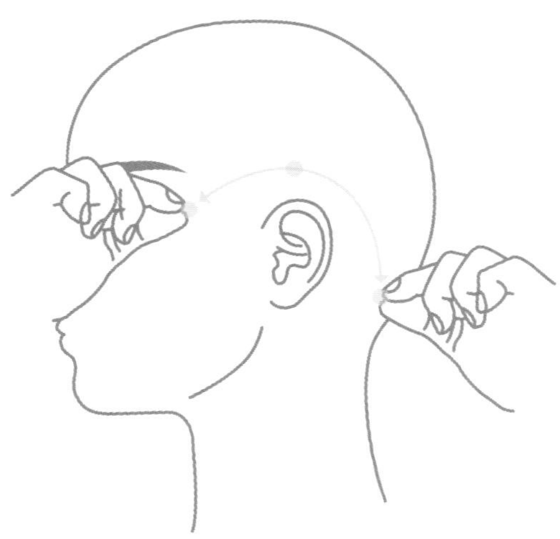

胆経がめぐると、食いしばったような力み感が和らぎ、お尻の緊張がとれて座ることがラクになります。胆経の顔つぼストレッチ後に、口を大きく開けたり閉じたりする動きを繰り返してみましょう。より無駄な力が抜けていきます。

《こんな時に》

- 無駄な筋緊張
- 食いしばり　● 歯ぎしり　● めまい
- 眼精疲労（スマホの見過ぎによる一点凝視型）
- お尻の緊張

Column

子午流注(しごるちゅう)を使う

経絡は陰陽が組み合わさって成り立っています。顔には、すでに説明した通り、陽経しかめぐっていません。これでは、陰経がめぐる部分のケアができないということになってしまいます。そこで、顔つぼストレッチによって、全身のケアを可能にするために、本書では「子午流注」という考え方を用いることにしました。

子午流注の「子午」とは時刻、「流注」とは経絡の流れ、という意味です。

各経絡には、それぞれの働きが旺盛になる時刻があるとされる考え方です。

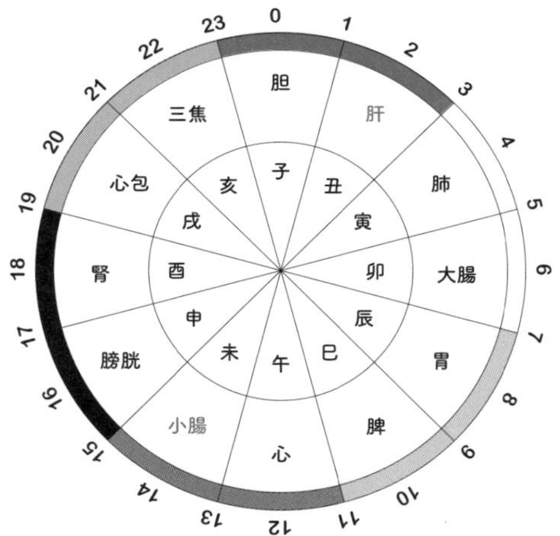
0
1
2
3
4
5
6
7
8
9
10
11
12
13
14
15
16
17
18
19
20
21
22
23
胆
肝
肺
大腸
胃
脾
心
小腸
膀胱
腎
心包
三焦
子
丑
寅
卯
辰
巳
午
未
申
酉
戌
亥

例えば肝経の旺盛な時刻は深夜1～3時です。肝経と対応する経絡は小腸経（13～15時）となります。

本書では、陰経に働きかけたほうがより効果が期待できる場合において、子午流注を基に代用していく方法を取っています。

5章 症状に合わせて行ないたい顔つぼストレッチ

ここからは、症状ごとに効果的な顔つぼストレッチをご紹介していきます。

各症状であげている〈効果的な顔つぼ〉のストレッチ方法は「1点ストレッチ」です。つまんでも圧してもかまいません。やりやすい方法で行なってください。〈ケアしたい経絡〉は「4章　基本の顔つぼストレッチ」（P36）を参照してください。ストレッチ方法は「2点つまんでストレッチ」が基本ですが、「つまんで＋つまんで」「つまんで＋圧して」「圧して＋圧して」のどの組み合わせでもかまいません。

鼻・のど・呼吸器の症状に効く顔つぼストレッチ 01

◉鼻

鼻の粘膜は血流が豊富な場所なので、空気を通して冷却していないと熱がこもって腫れてきます。呼吸が浅い、口呼吸の習慣がある場合には、鼻やのどを通る大腸経・胃経のめぐりが悪くなり、鼻や鼻の粘膜の諸症状を引き起こします。

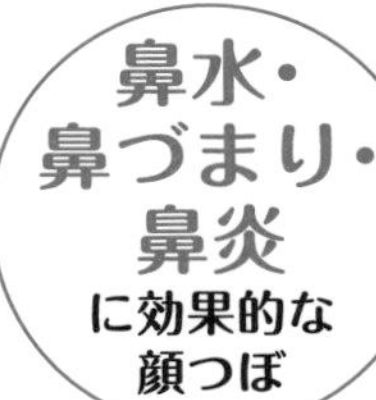
鼻水・
鼻づまり・
鼻炎
に効果的な
顔つぼ

【顔つぼストレッチ方法】１点ストレッチ
【バランスが崩れている五臓】肺

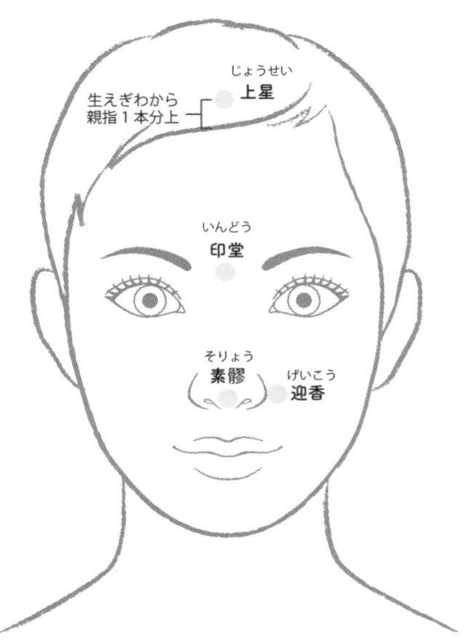
じょうせい
上星
生えぎわから
親指１本分上
いんどう
印堂
そりょう
素髎
げいこう
迎香

Point
つぼストレッチをしながら鼻から深呼吸を３回。症状がひどい人は５〜９回と増やします。あごを引き、目をぱっちりさせながら、良い匂いをかぐように深呼吸します。首を回す運動を加えると、さらに効果的。首がかたまっていると肺の働きはあがらないのです。

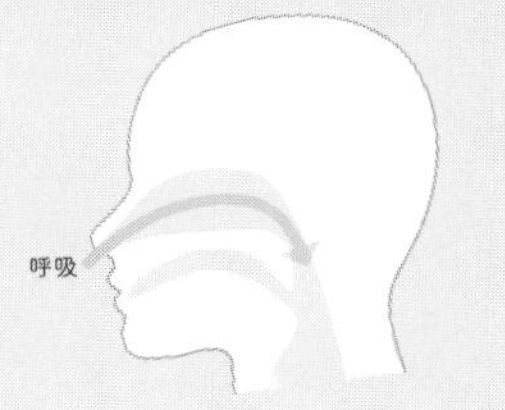
呼吸

鼻水・鼻づまり・鼻炎 でケアしたい経絡

【経絡ストレッチ方法】基本は２点つまんでストレッチ（つまんで＋つまんで、つまんで＋圧して、圧して＋圧して　のいずれの方法でも OK です）

大腸経
→P41〜42

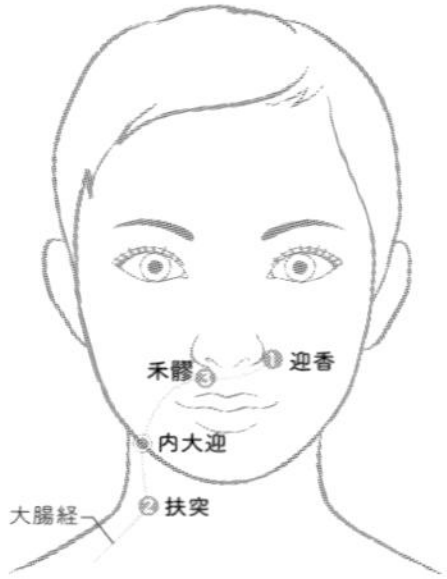

禾髎③
①迎香
内大迎
②扶突
大腸経

胃経
→P43〜44

③頭維
胃経
下関
承泣
①四白
巨髎②
頬車③
①大迎
地倉
②人迎

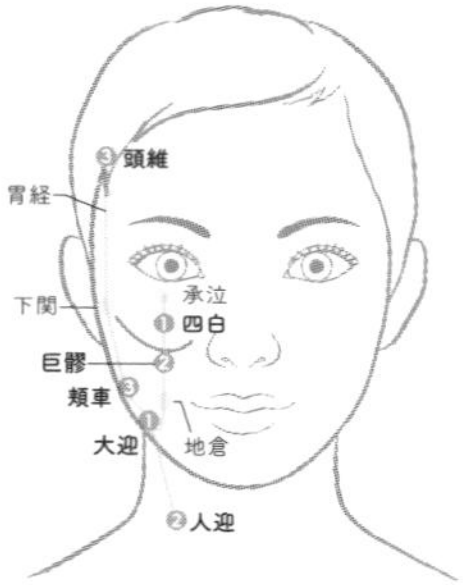

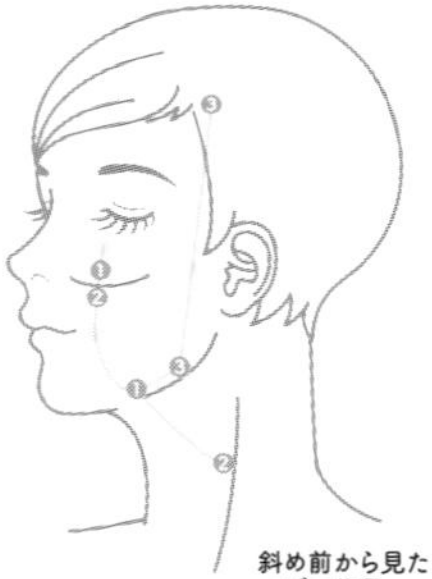

斜め前から見たつぼの位置

Point
大腸経、胃経は鼻やのどの粘膜の炎症を抑える働きがあります。しっかりストレッチしましょう。

肺経
膀胱経で代用
→P48〜49
＊子午流注

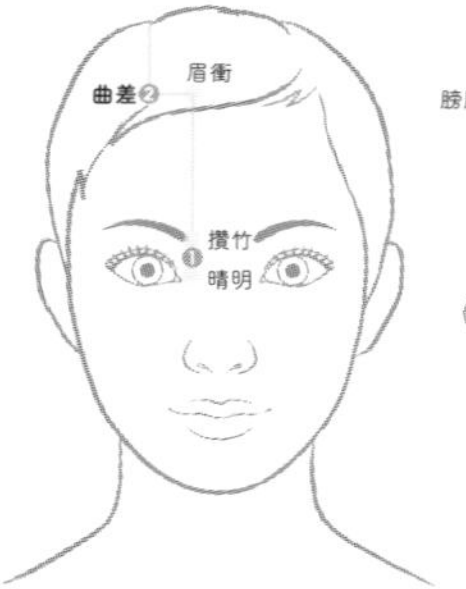

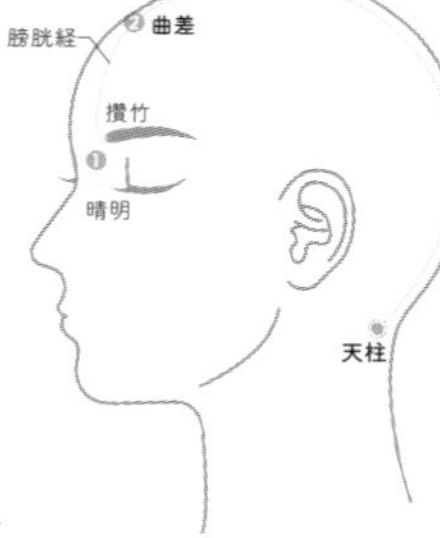

曲差②
眉衝
攢竹
①
晴明
膀胱経
②曲差
攢竹
①
晴明
天柱
完骨
天柱
天柱
完骨

横から見たつぼの位置

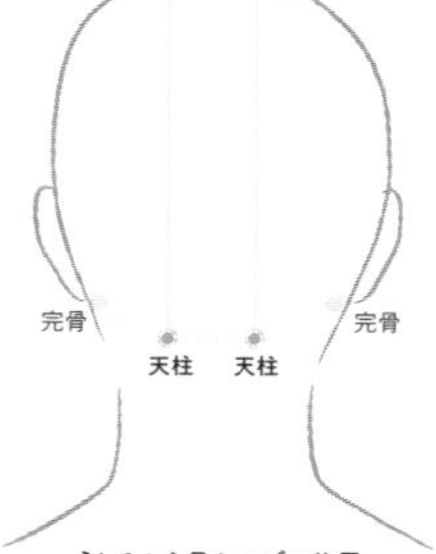

うしろから見たつぼの位置

◉のど

のどの痛みやイガイガは浅い呼吸が原因と考えましょう。のどが痛いときには腎の働きの低下も関係しています。腎の働きは冷えでも低下するので、足が冷えている場合には足湯でも改善できます。

【顔つぼストレッチ方法】１点ストレッチ
【バランスが崩れている五臓】肺、腎

痛み・イガイガに効果的な顔つぼ

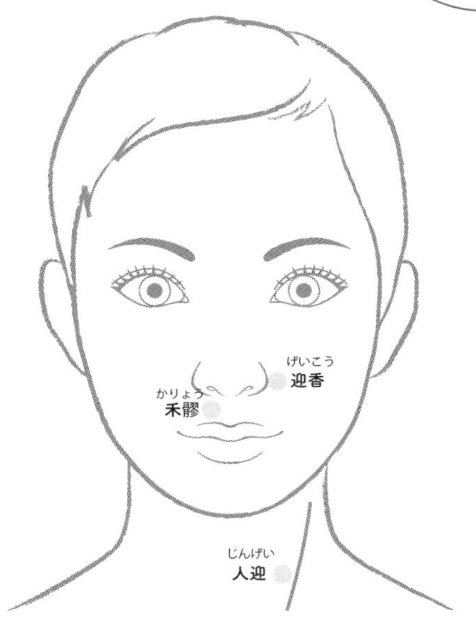
げいこう
迎香
かりょう
禾髎
じんげい
人迎

【経絡ストレッチ方法】基本は2点つまんでストレッチ（つまんで＋つまんで、つまんで＋圧して、圧して＋圧して　のいずれの方法でも OK です）

痛み・イガイガでケアしたい経絡

肺経

膀胱経で代用
→P48～49
＊子午流注

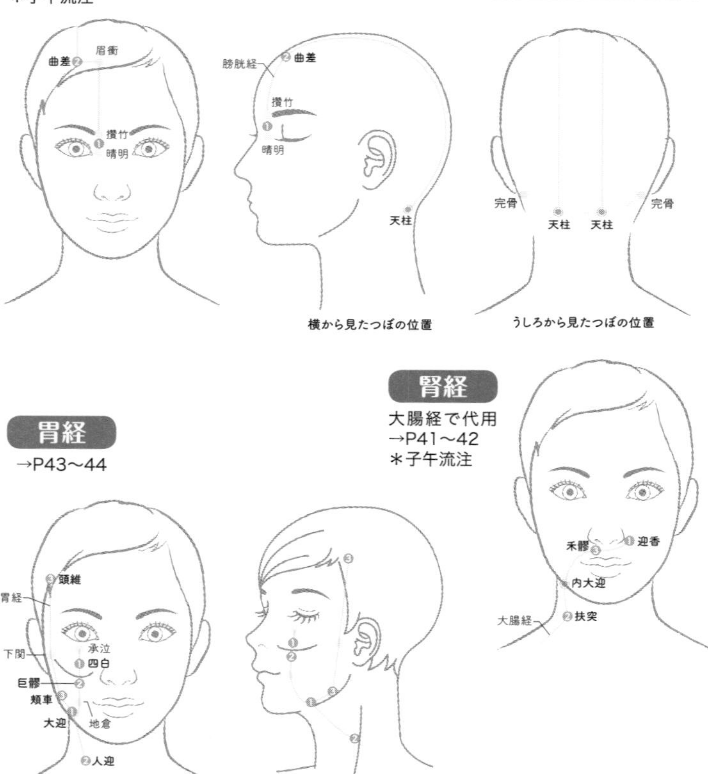
曲差 ❷
眉衝
攅竹
❶ 睛明
膀胱経
❷ 曲差
攅竹
❶
睛明
天柱
完骨
天柱
天柱
完骨
頭維
胃経
下関
承泣
❶ 四白
巨髎 ❷
頬車 ❸
大迎 ❶
地倉
❷ 人迎
禾髎 ❸
❶ 迎香
内大迎
❷ 扶突
大腸経

横から見たつぼの位置

うしろから見たつぼの位置

斜め前から見たつぼの位置

胃経

→P43～44

胃経

大腸経で代用
→P41～42
＊子午流注

◉咳

咳は肺の熱が胸の中にこもっておこる症状です。外気が冷たく、皮毛や肺の収斂が強くても咳になります。

【顔つぼストレッチ方法】１点ストレッチ
【バランスが崩れている五臓】肺

咳
に効果的な
顔つぼ

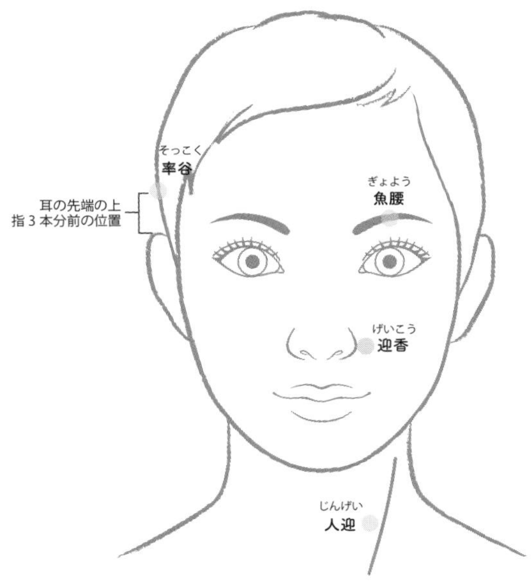
そっこく
率谷
耳の先端の上
指３本分前の位置
ぎょよう
魚腰
げいこう
迎香
じんげい
人迎

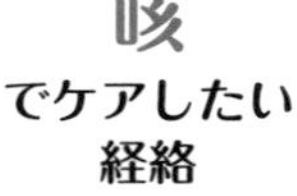
咳
でケアしたい
経絡

【経絡ストレッチ方法】基本は２点つまんでストレッチ（つまんで＋つまんで、つまんで＋圧して、圧して＋圧して　のいずれの方法でも OK です）

肺経

膀胱経で代用
→P48〜49
＊子午流注

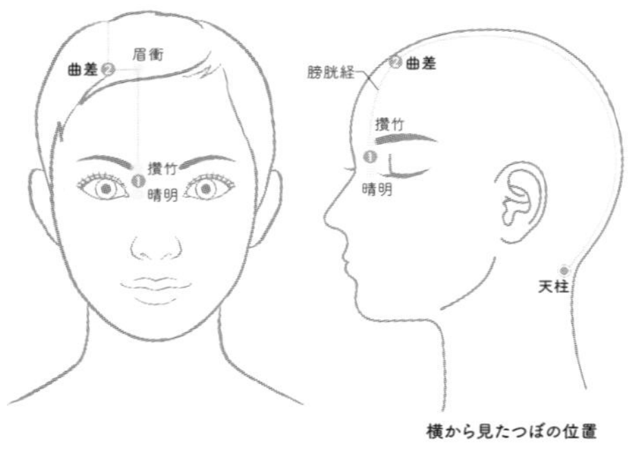
眉衝
曲差②
攅竹
①晴明
膀胱経
②曲差
攅竹
①
晴明
天柱

横から見たつぼの位置

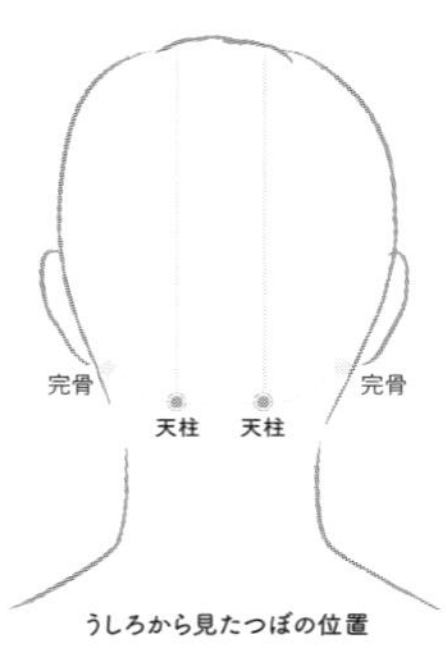
完骨
天柱
天柱
完骨

うしろから見たつぼの位置

大腸経

→P41〜42

胃経

→P43〜44

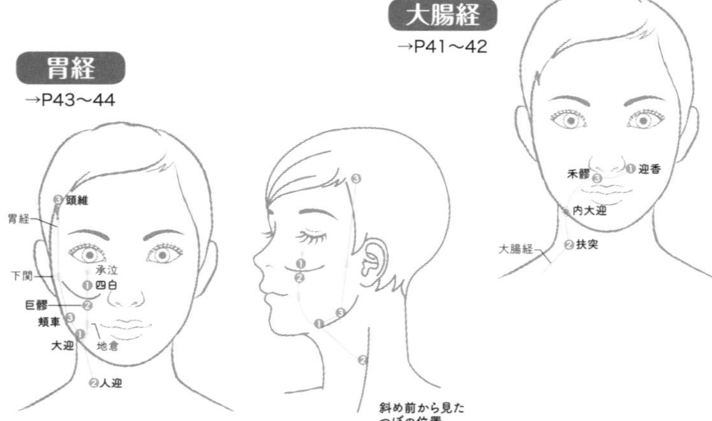
③頭維
胃経
承泣
下関
①四白
巨髎②
頬車③
大迎①
地倉
②人迎
禾髎③
①迎香
内大迎
②扶突
大腸経

斜め前から見たつぼの位置

目の症状に効く 顔つぼストレッチ 02

目の諸症状、トラブルは肉体疲労や目や頭の疲労の蓄積が原因です。手足の経絡は目に集まりますから、手足を適度に動かせば目のまわりの血流は良くなります。
※東洋医学では上まぶた、目頭・目尻、白目、黒目、下まぶた、瞳孔はそれぞれ五臓と関係があるとされています。

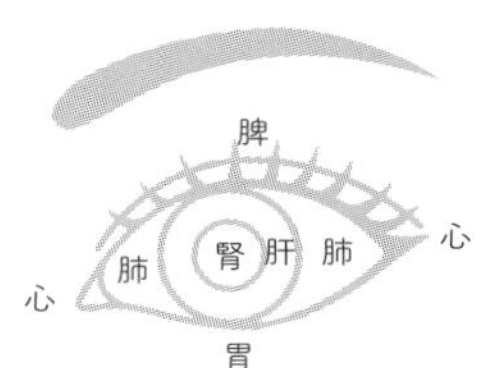
脾
心
肺
腎
肝
肺
心
胃

眼精疲労・かすみ目に効果的な顔つぼ

【顔つぼストレッチ方法】１点ストレッチ
【バランスが崩れている五臓】肝、腎

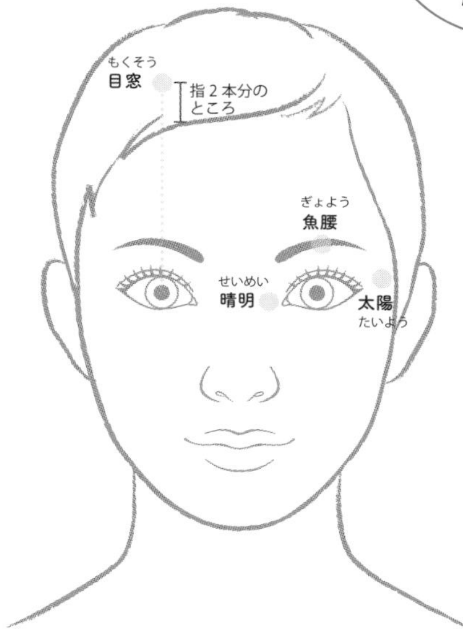
もくそう
目窓
指２本分のところ
ぎょよう
魚腰
せいめい
睛明
太陽
たいよう

眼精疲労・かすみ目
でケアしたい経絡

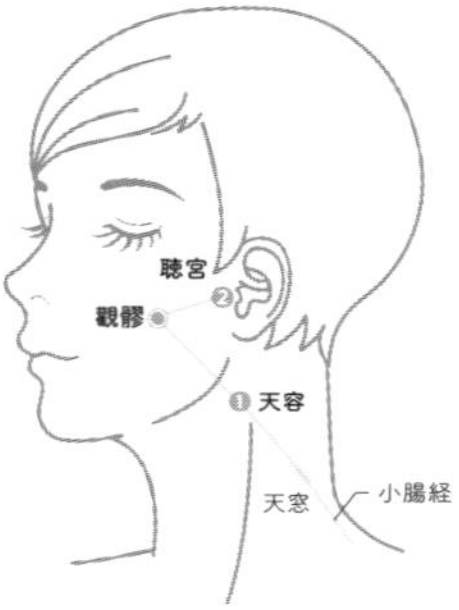

【経絡ストレッチ方法】基本は２点つまんでストレッチ（つまんで＋つまんで、つまんで＋圧して、圧して＋圧して　のいずれの方法でも OK です）

肝経

小腸経で代用
→P46〜47
＊子午流注

聴宮
②
観髎
①天容
天窓
小腸経

腎経

大腸経で代用
→P41〜42
＊子午流注

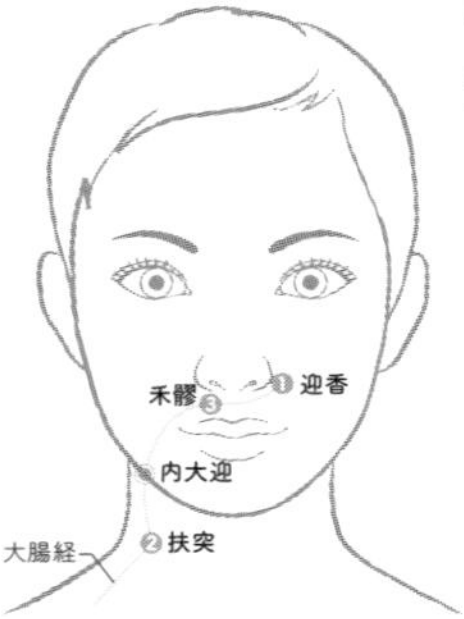

禾髎
③
①迎香
内大迎
②扶突
大腸経

Point

目は五臓では肝の血と腎の精で養われています。肝と腎の働きをあげることが重要です。

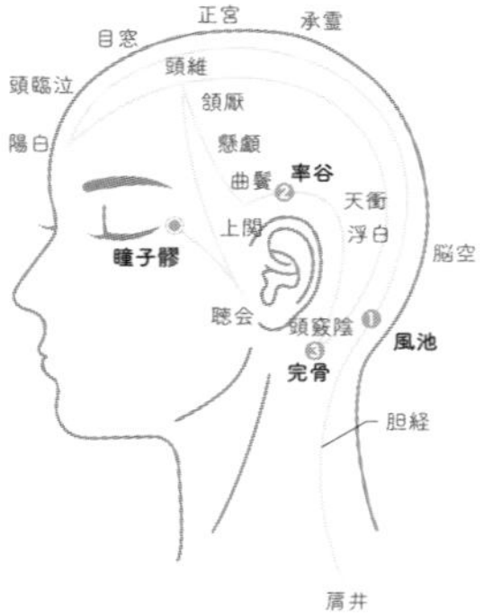

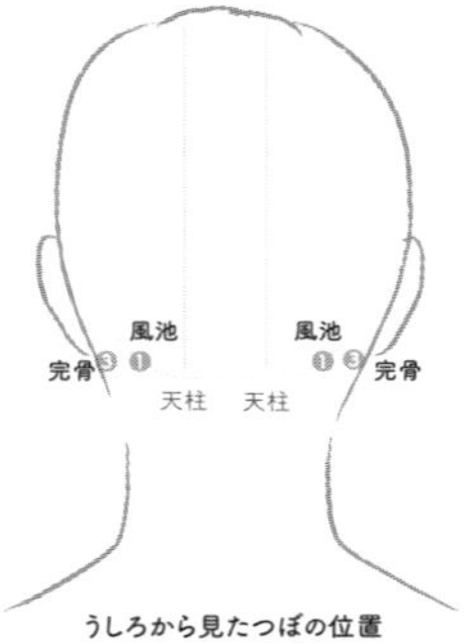

胆経

→P53〜54

目窓
正営
承霊
頭臨泣
頭維
頷厭
陽白
懸顱
曲鬢
②率谷
天衝
瞳子髎
上関
浮白
脳空
聴会
頭竅陰
①風池
③完骨
胆経
肩井
完骨③①風池
風池①③完骨
天柱
天柱
うしろから見たつぼの位置

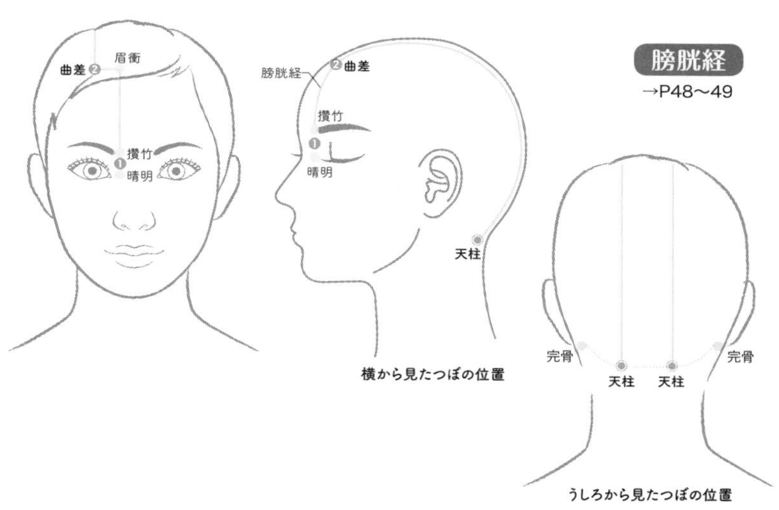
曲差 ②
眉衝
攢竹
①
晴明
膀胱経
② 曲差
攢竹
①
晴明
天柱
横から見たつぼの位置
膀胱経
→P48〜49
完骨
天柱
天柱
完骨
うしろから見たつぼの位置

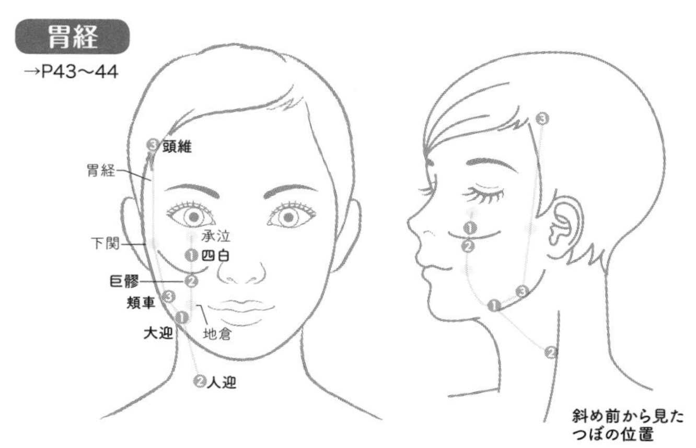
胃経
→P43〜44
③ 頭維
胃経
下関
承泣
① 四白
巨髎
③
頬車
大迎
地倉
② 人迎
斜め前から見た
つぼの位置

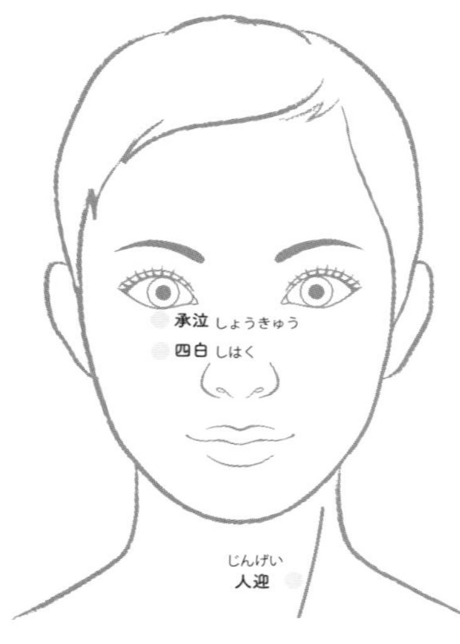
承泣 しょうきゅう
四白 しはく
じんげい
人迎

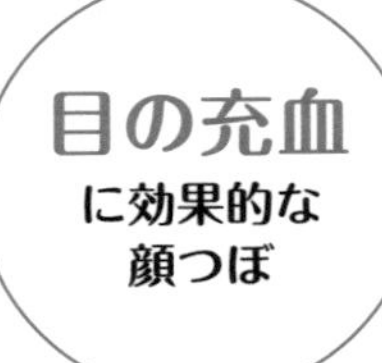
目の充血
に効果的な
顔つぼ

【顔つぼストレッチ方法】
１点ストレッチ

【バランスが崩れている五臓】
肺

【経絡ストレッチ方法】基本は２点つまんでストレッチ（つまんで＋つまんで、つまんで＋圧して、圧して＋圧して　のいずれの方法でも OK です）

目の充血
でケアしたい
経絡

肺経

膀胱経で代用
→P48〜49
＊子午流注

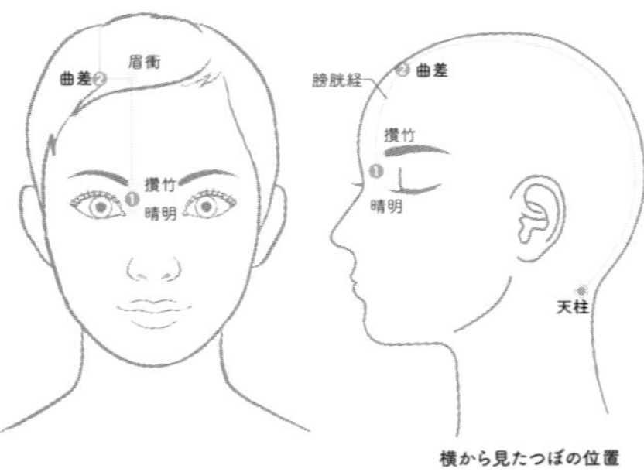
眉衝
曲差
攅竹
睛明
膀胱経
曲差
攅竹
睛明
天柱
横から見たつぼの位置

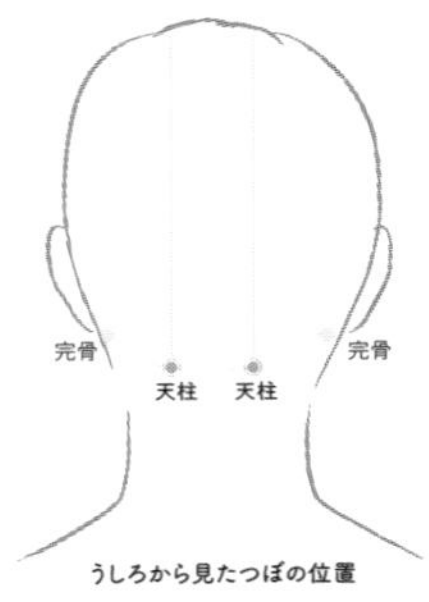
完骨
天柱
天柱
完骨
うしろから見たつぼの位置

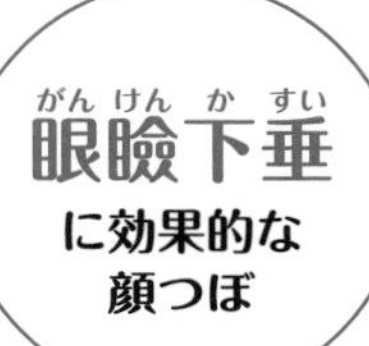
眼瞼下垂（がんけんかすい）
に効果的な
顔つぼ

【顔つぼストレッチ方法】１点ストレッチ
【バランスが崩れている五臓】脾

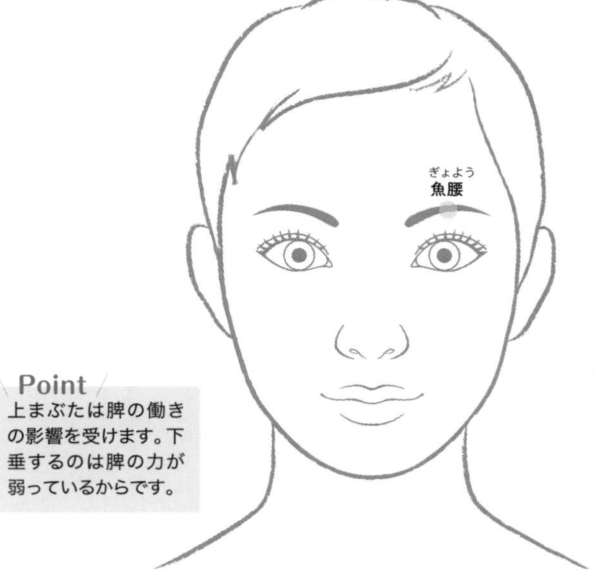
ぎょよう
魚腰

Point
上まぶたは脾の働きの影響を受けます。下垂するのは脾の力が弱っているからです。

【経絡ストレッチ方法】基本は2点つまんでストレッチ（つまんで＋つまんで、つまんで＋圧して、圧して＋圧して　のいずれの方法でも OK です）

眼瞼下垂（がんけんかすい）でケアしたい経絡

脾経

三焦経で代用
→P51〜52
＊子午流注

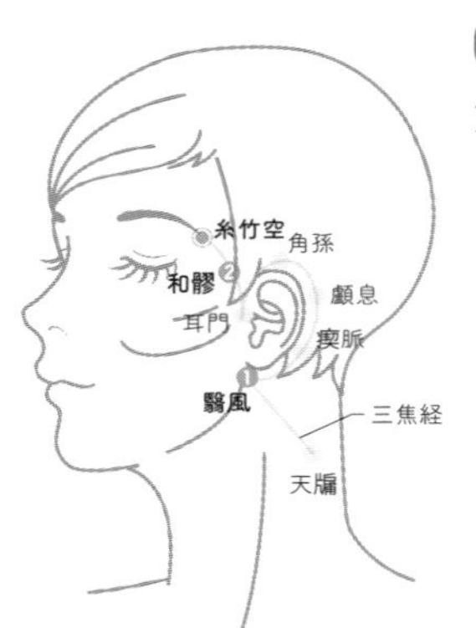
絲竹空
角孫
②
和髎
顱息
耳門
瘈脈
①
翳風
三焦経
天牖

胃経

→P43〜44

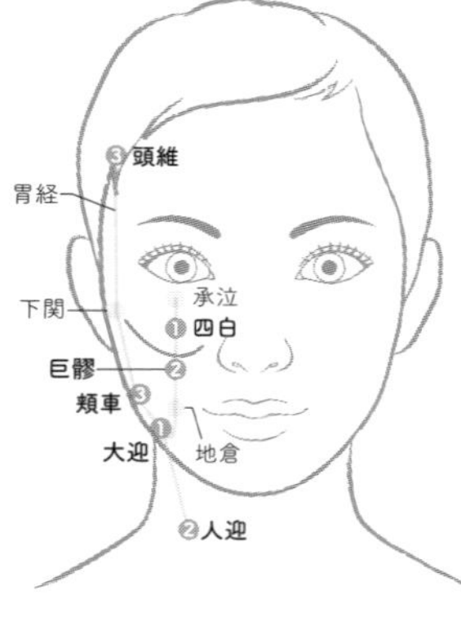
③頭維
胃経
承泣
下関
①四白
巨髎
②
頬車
③
①
大迎
地倉
②人迎

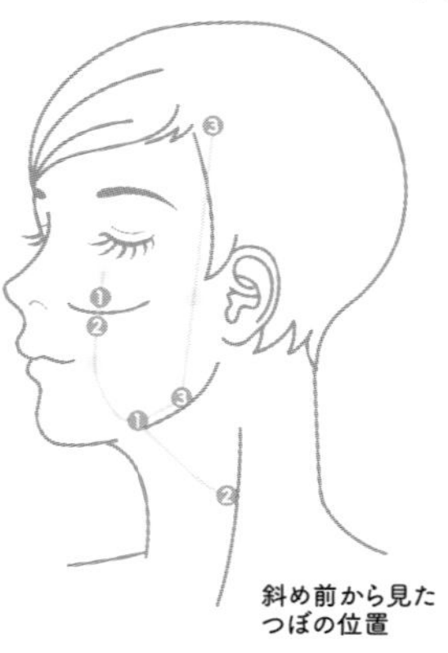
③
①
②
③
①
②

斜め前から見たつぼの位置

目のはれ・痛み・炎症に効果的な顔つぼ

【顔つぼストレッチ方法】1点ストレッチ
【バランスが崩れている五臓】肺

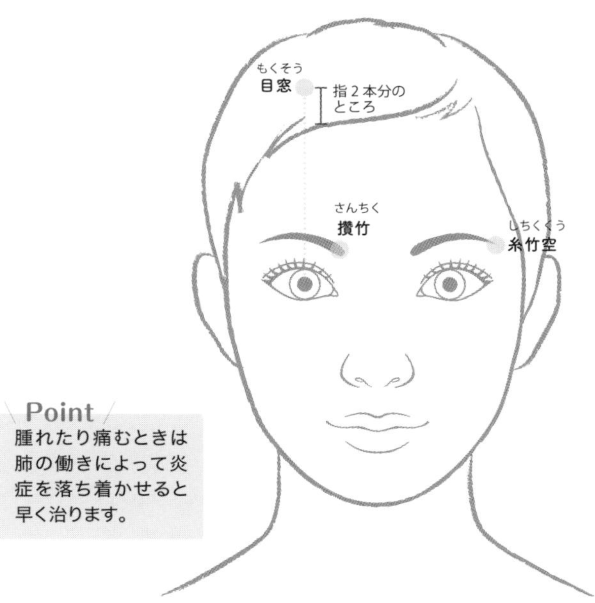
もくそう
目窓
指2本分のところ
さんちく
攅竹
しちくくう
糸竹空

Point
腫れたり痛むときは肺の働きによって炎症を落ち着かせると早く治ります。

【経絡ストレッチ方法】基本は２点つまんでストレッチ（つまんで＋つまんで、つまんで＋圧して、圧して＋圧して　のいずれの方法でも OK です）

目のはれ・痛み・炎症でケアしたい経絡

肺経

膀胱経で代用
→P48～49
＊子午流注

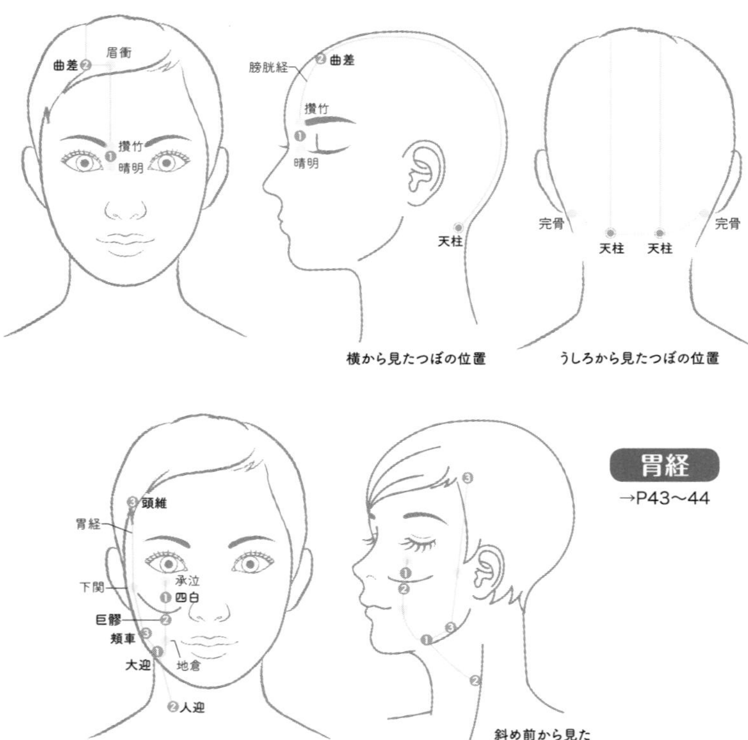

眉衝
曲差 ❷
攢竹
❶ 晴明
膀胱経
❷ 曲差
攢竹
❶
晴明
天柱
完骨
天柱
天柱
完骨
横から見たつぼの位置
うしろから見たつぼの位置
❸ 頭維
胃経
下関
承泣
❶ 四白
巨髎 ❷
頬車 ❸
❶ 大迎
地倉
❷ 人迎
斜め前から見た
つぼの位置

胃経

→P43～44

【顔つぼストレッチ方法】1点ストレッチ
【バランスが崩れている五臓】肝、腎

ドライアイ
に効果的な顔つぼ

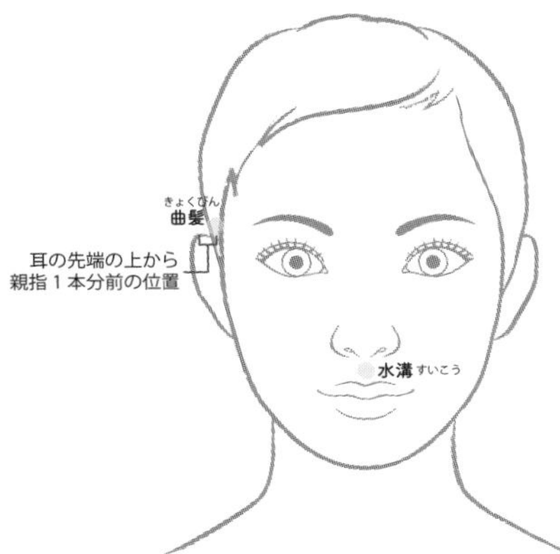
きょくびん
曲鬢
耳の先端の上から
親指1本分前の位置
水溝 すいこう

Point

目は肝の血によって養われ、涙の調節をします。腎は身体の水を調節し、大腸は涙の元になる水分を吸収します。

【経絡ストレッチ方法】基本は2点つまんでストレッチ（つまんで＋つまんで、つまんで＋圧して、圧して＋圧して　のいずれの方法でもOKです）

ドライアイ
でケアしたい経絡

腎経

大腸経で代用
→P41〜42
＊子午流注

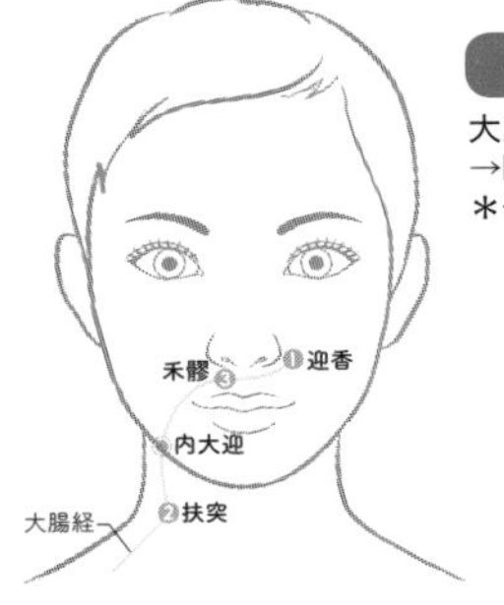
禾髎
①迎香
③
内大迎
②扶突
大腸経

肝経

小腸経で代用
→P46〜47
＊子午流注

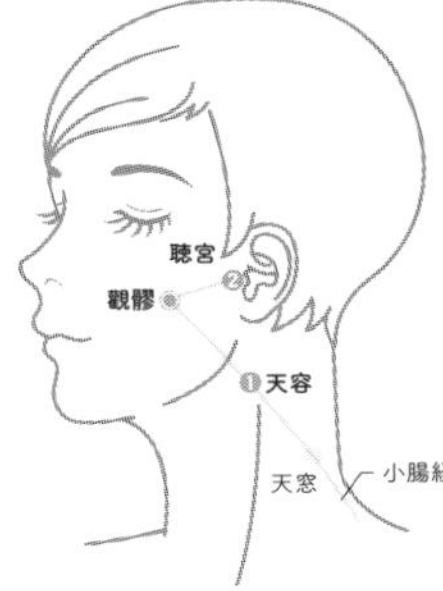
聴宮
②
顴髎
①天容
天窓
小腸経

涙目 に効果的な顔つぼ

【顔つぼストレッチ方法】１点ストレッチ
【バランスが崩れている五臓】肝、腎

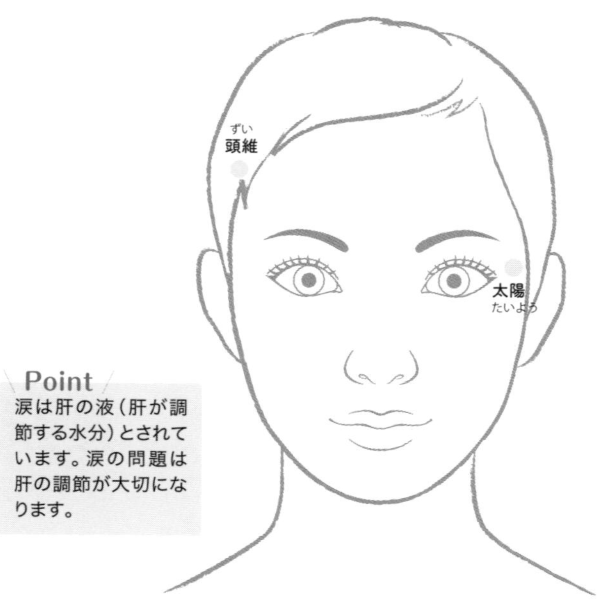
ずい
頭維
太陽
たいよう

Point
涙は肝の液（肝が調節する水分）とされています。涙の問題は肝の調節が大切になります。

【経絡ストレッチ方法】基本は2点つまんでストレッチ（つまんで＋つまんで、つまんで＋圧して、圧して＋圧して　のいずれの方法でもOKです）

涙目
でケアしたい経絡

肝経

小腸経で代用
→P46〜47
＊子午流注

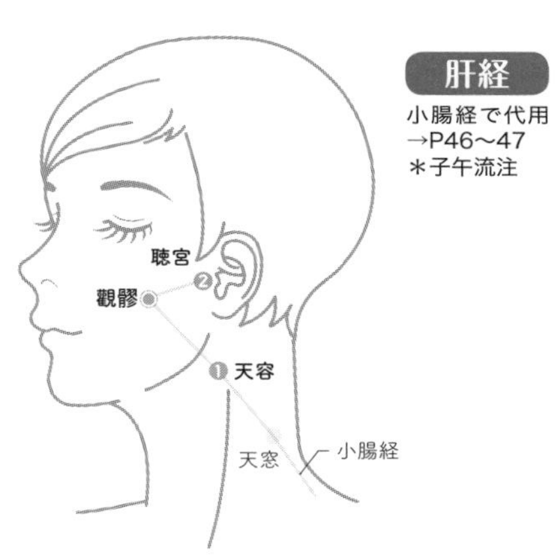
聴宮
2
観髎
1 天容
天窓
小腸経

腎経

大腸経で代用
→P41〜42
＊子午流注

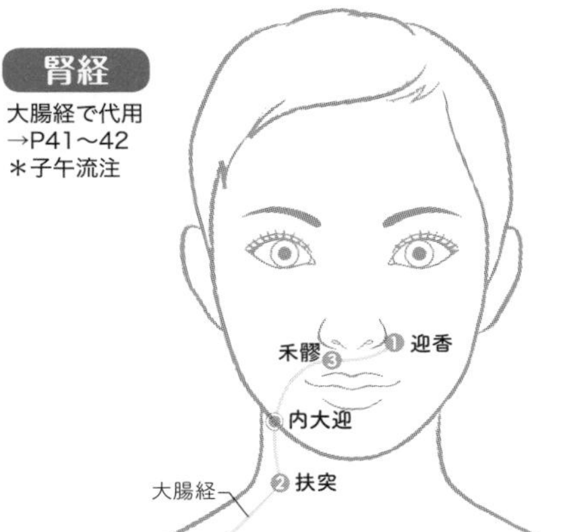
1 迎香
禾髎 3
内大迎
2 扶突
大腸経

耳の症状に効く 顔つぼストレッチ 03

耳は腎の働きと関係します。腎は精（気に変化して活動のエネルギー源として利用される、人体を構成している基本的物質）を司るとされています。過労や出産などで精が消耗したり、脳・神経系が疲労しすぎたときに耳に関係する症状があらわれます。

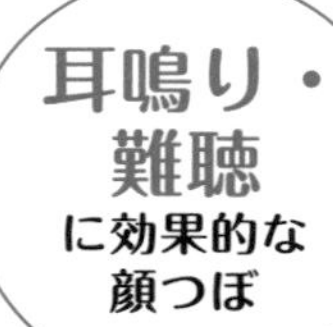
耳鳴り・
難聴
に効果的な
顔つぼ

【顔つぼストレッチ方法】1点ストレッチ
【バランスが崩れている五臓】肝、腎

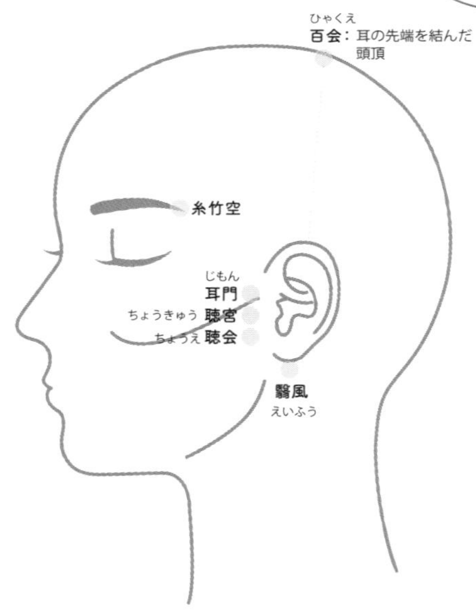
ひゃくえ
百会：耳の先端を結んだ頭頂
糸竹空
じもん
耳門
ちょうきゅう 聴宮
ちょうえ 聴会
翳風
えいふう

【経絡ストレッチ方法】基本は２点つまんでストレッチ（つまんで＋つまんで、つまんで＋圧して、圧して＋圧して　のいずれの方法でも OK です）

耳鳴り・難聴 でケアしたい 経絡❶

肝経

小腸経で代用
→P46〜47
＊子午流注

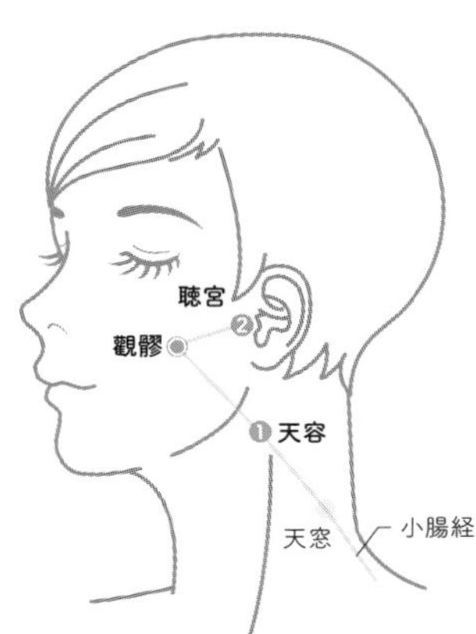
聴宮
❷
観髎
❶ 天容
天窓
小腸経

腎経

大腸経で代用
→P41〜42
＊子午流注

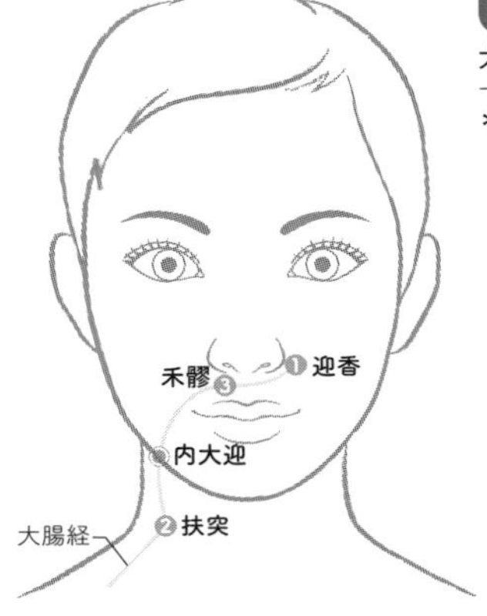
❶ 迎香
禾髎 ❸
内大迎
❷ 扶突
大腸経

Point

耳のベースは腎ですが、多くはストレスで肝の血が消耗することにも関係します。

【経絡ストレッチ方法】基本は２点つまんでストレッチ（つまんで＋つまんで、つまんで＋圧して、圧して＋圧して　のいずれの方法でもOKです）

耳鳴り・難聴 でケアしたい経絡❷

三焦経

→P51〜52

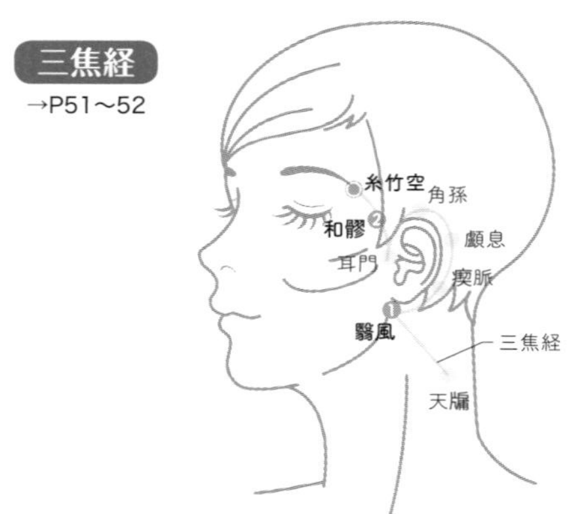
糸竹空
角孫
和髎
顱息
耳門
瘈脈
翳風
三焦経
天牖

Point

耳のまわりは少陽経（こめかみエリア）がめぐっています。三焦経と胆経のストレッチは耳の気血のめぐりを良くするためにも必要です。

胆経

→P53〜54

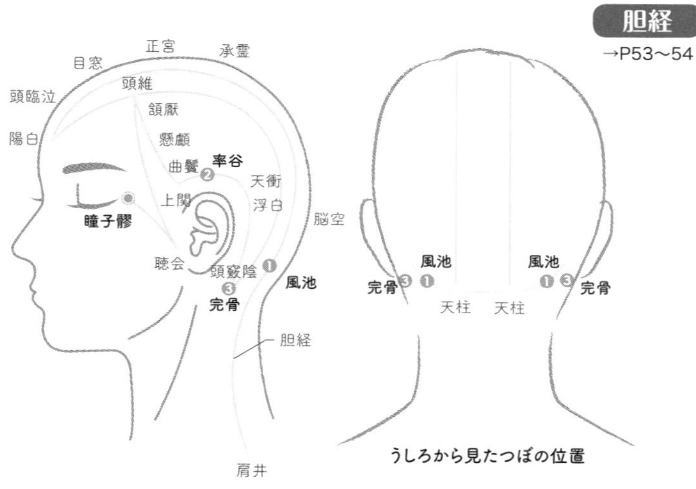
正営
承霊
目窓
頭維
頭臨泣
頷厭
陽白
懸顱
曲鬢
率谷
天衝
上関
浮白
瞳子髎
脳空
聴会
頭竅陰
風池
完骨
胆経
肩井
風池
風池
完骨
完骨
天柱
天柱

うしろから見たつぼの位置

【顔つぼストレッチ方法】１点ストレッチ
【バランスが崩れている五臓】肝、腎

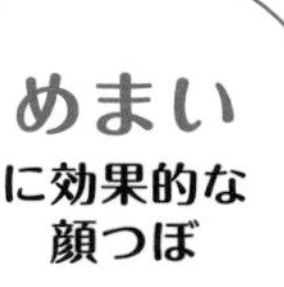
めまい
に効果的な
顔つぼ

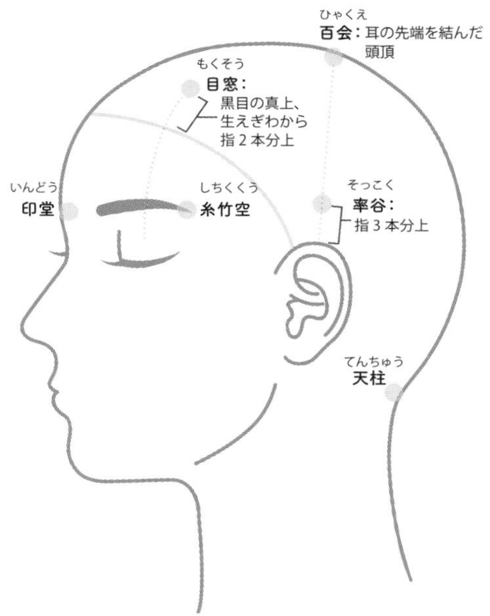
ひゃくえ
百会：耳の先端を結んだ頭頂
もくそう
目窓：黒目の真上、生えぎわから指２本分上
いんどう
印堂
しちくくう
糸竹空
そっこく
率谷：指３本分上
てんちゅう
天柱

めまい
でケアしたい経絡

【経絡ストレッチ方法】基本は2点つまんでストレッチ（つまんで＋つまんで、つまんで＋圧して、圧して＋圧して　のいずれの方法でもOKです）

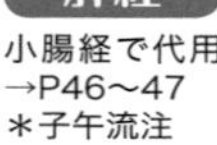

肝経

小腸経で代用
→P46〜47
＊子午流注

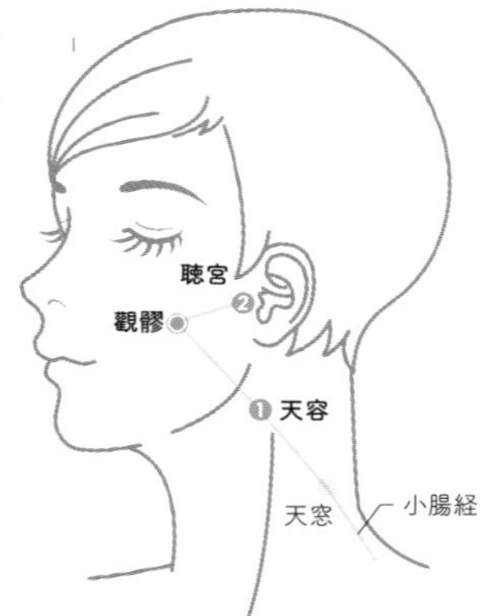

聴宮
観髎
❷
❶ 天容
天窓
小腸経

腎経

大腸経で代用
→P41〜42
＊子午流注

❶ 迎香
禾髎 ❸
内大迎
❷ 扶突
大腸経

三焦経

→P51〜52

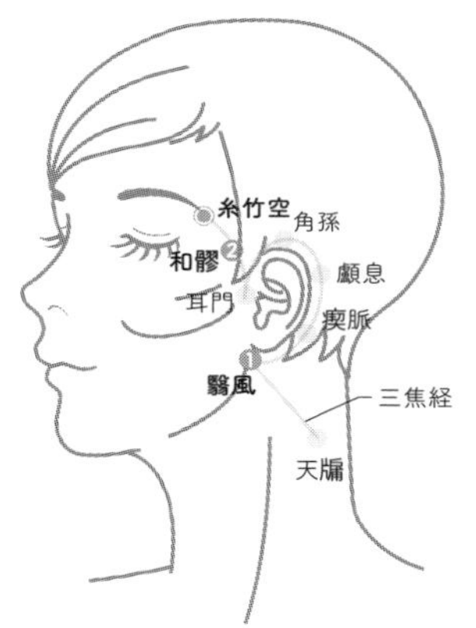
糸竹空
角孫
和髎②
顱息
耳門
瘈脈
①
翳風
三焦経
天牖

Point

めまいは目と三半規管などの不調が関係しています。三焦経と胆経の少陽経が目の動きと三半規管の調節に関係するので、丁寧にストレッチしましょう。

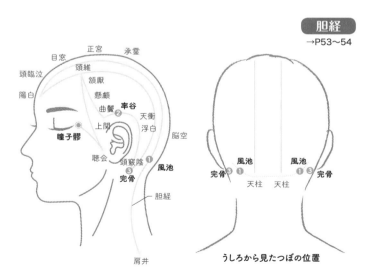

胆経

→P53〜54

正営
承霊
目窓
頭維
頭臨泣
頷厭
陽白
懸顱
率谷
曲鬢②
天衝
上関
浮白
瞳子髎
脳空
聴会
頭竅陰①
風池
③
完骨
胆経
肩井

風池
風池
完骨③ ①
① ③完骨
天柱 天柱

うしろから見たつぼの位置

口の症状に効く 顔つぼストレッチ 04

口は胃腸の働きを調整している脾の状態があらわれる場所です。唾液が少ない人は、咀嚼がうまくできていない可能性が高いほか、口呼吸をしている場合が考えられます。口内炎は身体の熱が強すぎたときに発症するほか、味が濃く高カロリーなものを食べすぎたときに起こります。他に歯は胃経と大腸経が関係しています。東洋医学では虫歯は、疲労蓄積や冷えなどによって腎の機能が低下し、歯をめぐる経絡が不調をおこしていると考えます。

【顔つぼストレッチ方法】1点ストレッチ
【バランスが崩れている五臓】脾、腎

唾液の分泌低下に効果的な顔つぼ

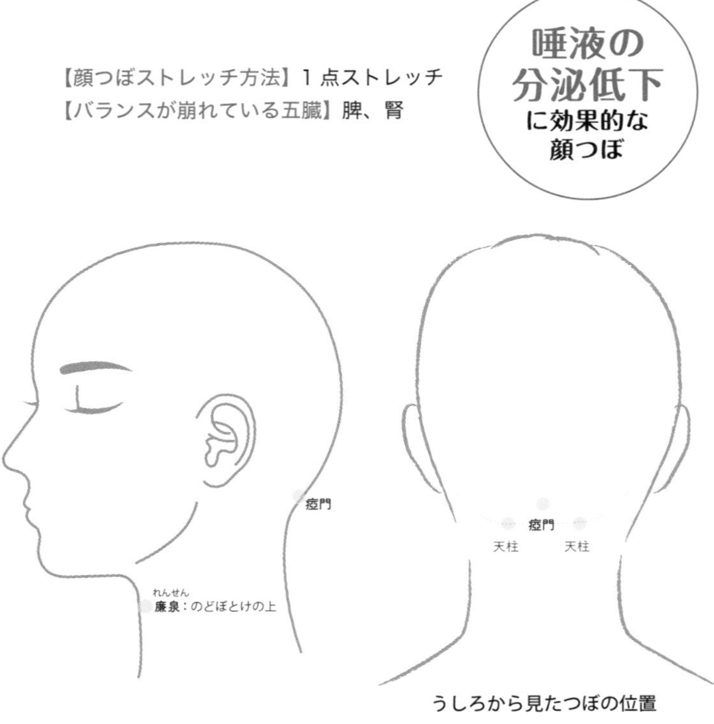

瘂門
れんせん
廉泉：のどぼとけの上
瘂門
天柱
天柱

うしろから見たつぼの位置

唾液の分泌低下でケアしたい経絡❶

【経絡ストレッチ方法】基本は２点つまんでストレッチ（つまんで＋つまんで、つまんで＋圧して、圧して＋圧して　のいずれの方法でもOKです）

脾経

三焦経で代用
→P51～52
＊子午流注

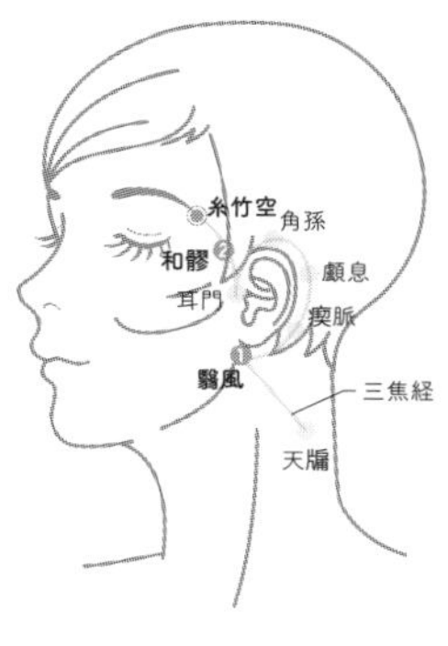
糸竹空
角孫
和髎
顱息
耳門
瘈脈
翳風
三焦経
天牖

腎経

大腸経で代用
→P41～42
＊子午流注

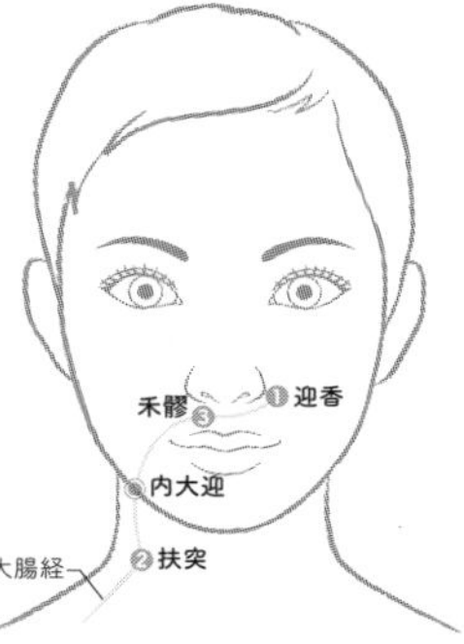
禾髎
迎香
内大迎
扶突
大腸経

胆経

→P53～54

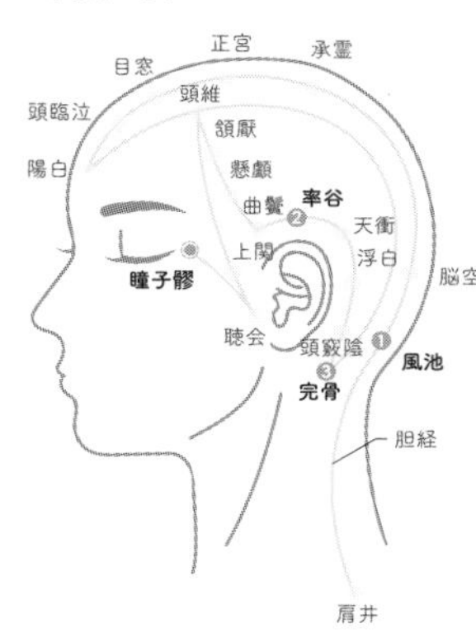
正宮
承霊
目窓
頭維
頭臨泣
頷厭
陽白
懸顱
率谷
曲鬢
天衝
上関
浮白
脳空
瞳子髎
聴会
頭竅陰
風池
完骨
胆経
肩井

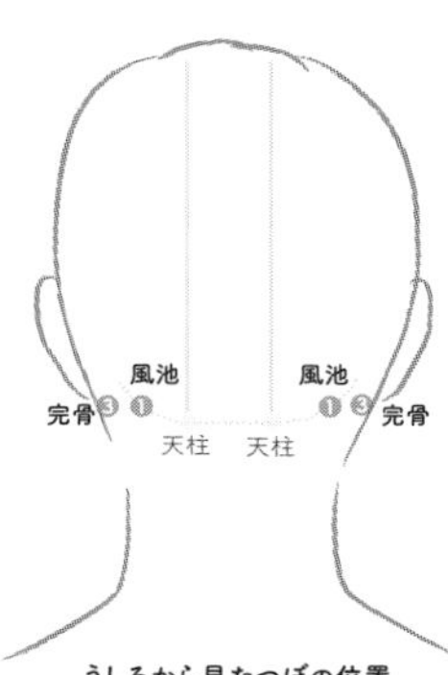
風池
風池
完骨
完骨
天柱
天柱
うしろから見たつぼの位置

唾液の分泌低下でケアしたい経絡❷

【経絡ストレッチ方法】基本は２点つまんでストレッチ（つまんで＋つまんで、つまんで＋圧して、圧して＋圧して　のいずれの方法でも OK です）

胃経

→P43〜44

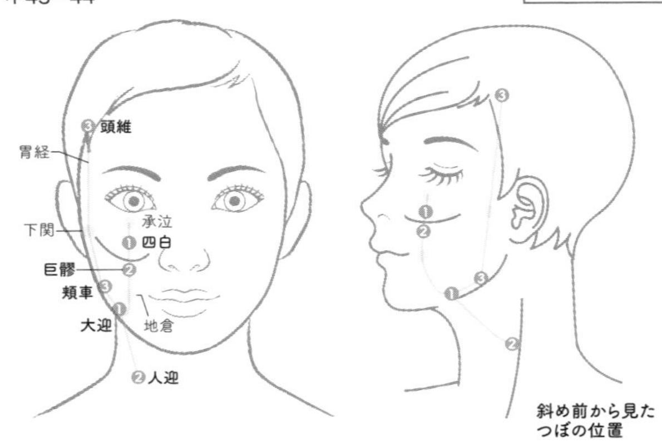

❸頭維
胃経
承泣
下関
❶四白
巨髎
❷
❸
頬車
❶
大迎
地倉
❷人迎
❸
❶
❷
❸
❶
❷
斜め前から見たつぼの位置

Point

唾液を分泌する腺には耳下腺、顎下腺、舌下腺などがあります。これらは胃経、小腸経、胆経が通る場所にあるので、丁寧にストレッチしましょう。

小腸経

→P46〜47

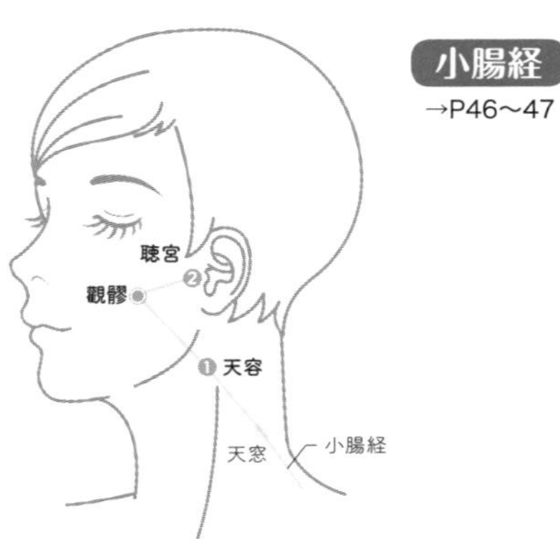

聴宮
❷
顴髎
❶天容
天窓
小腸経

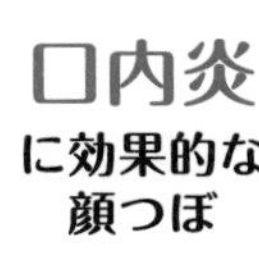
口内炎
に効果的な
顔つぼ

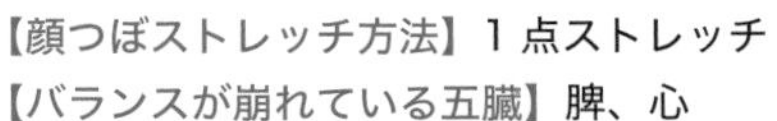
【顔つぼストレッチ方法】１点ストレッチ
【バランスが崩れている五臓】脾、心

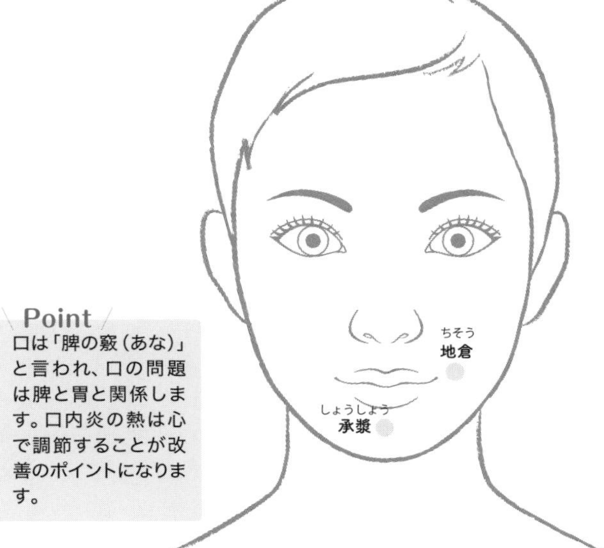
ちそう
地倉
しょうしょう
承漿

Point

口は「脾の竅（あな）」と言われ、口の問題は脾と胃と関係します。口内炎の熱は心で調節することが改善のポイントになります。

【経絡ストレッチ方法】基本は２点つまんでストレッチ（つまんで＋つまんで、つまんで＋圧して、圧して＋圧して　のいずれの方法でも OK です）

口内炎
でケアしたい経絡

胃経
→P43〜44

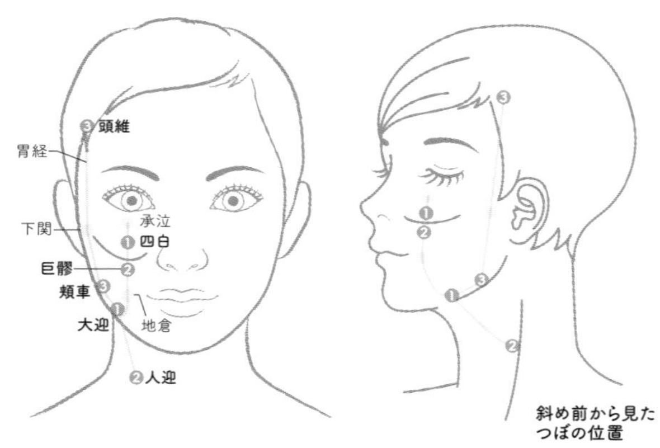

③頭維
胃経
下関
承泣
①四白
巨髎
②
頬車
③
①
大迎
地倉
②人迎
③
①
②
③
①
②
斜め前から見たつぼの位置

Point
脾と表裏関係にある胃、心と表裏関係にある小腸を使って陰陽のバランスを整えるのが効果的です。

小腸経
→P46〜47

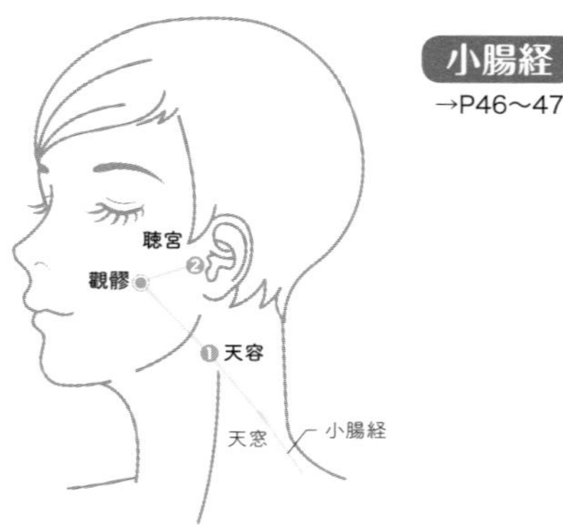

聴宮
②
観髎
①天容
天窓
小腸経

歯の痛み
に効果的な
顔つぼ

【顔つぼストレッチ方法】１点ストレッチ
【バランスが崩れている五臓】腎

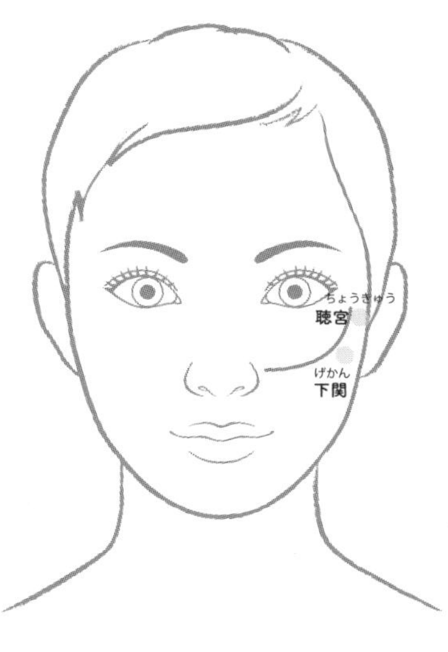
ちょうきゅう
聴宮
げかん
下関

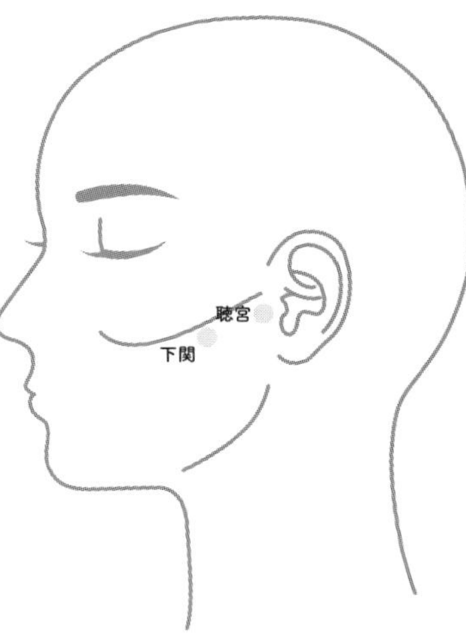
聴宮
下関

東洋医学の唾液

東洋医学で唾液は「涎（よだれ）」と「唾（つば）」にわけて考えられています。

涎：脾の液であり、消化の補助をする働き。

唾：腎の液であり、歯や粘膜を保護する働き。

胃腸や口の機能の低下をふせぐために、分泌を促す必要があります。

【経絡ストレッチ方法】基本は2点つまんでストレッチ（つまんで＋つまんで、つまんで＋圧して、圧して＋圧して　のいずれの方法でも OK です）

歯の痛み
でケアしたい経絡

胃経
→P43〜44

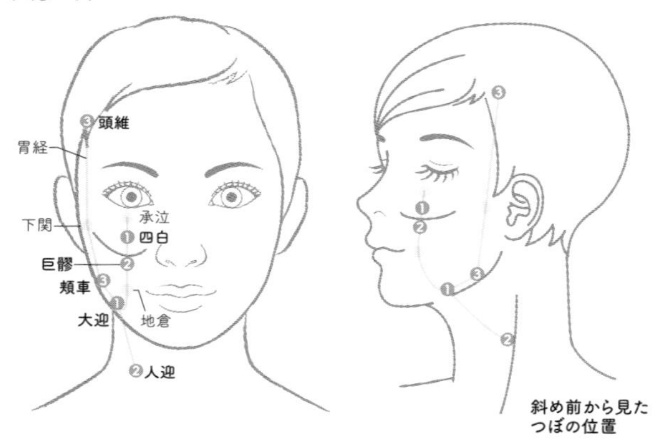
③頭維
胃経
下関
承泣
❶四白
巨髎
②
頬車
③
❶
大迎
地倉
②人迎
③
❶
②
③
❶
②
斜め前から見た
つぼの位置

Point
胃経と大腸経をめぐらせると虫歯の予防になると言われています。

大腸経
→P41〜42

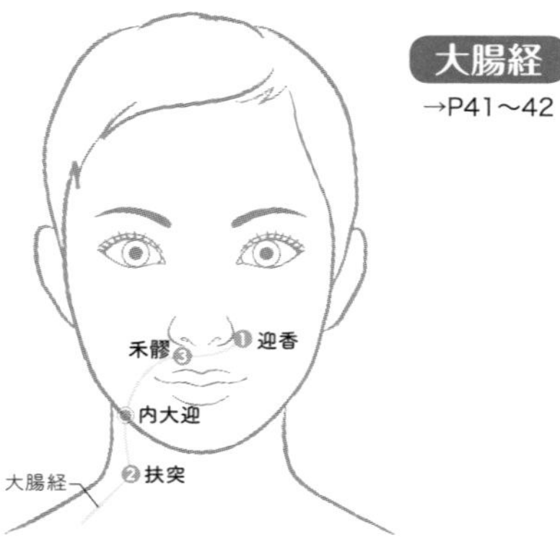
禾髎
③
❶迎香
内大迎
②扶突
大腸経

顔の症状に効く 顔つぼストレッチ 05

顔全体は五臓では心（しん：いのちの働きをあらわす。身体状態や精神活動を司る）の状態があらわれる場所とされています。顔（面）に不具合が生じているということは、全身に何かしらの乱れや不調があらわれていると考えられます。

東洋医学における五臓（肺、心、肝、脾、腎）

東洋医学において五臓は、臓器よりもスケールの大きなものを意味します。身体におけるあらゆる機能、役割、臓腑、部位全体を5つに分けたようなイメージです。

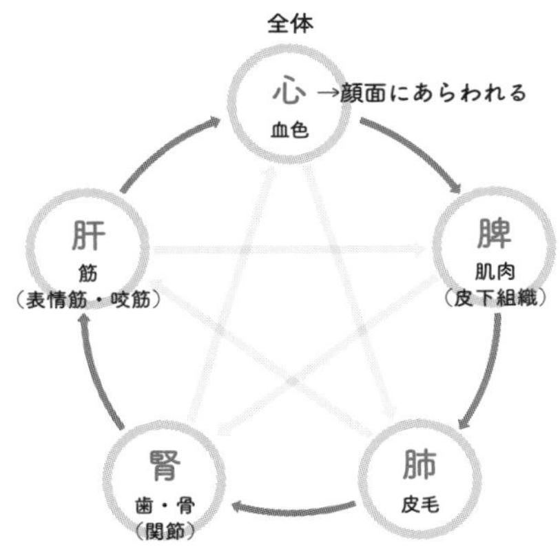
全体
心 →顔面にあらわれる
血色
脾
肌肉
（皮下組織）
肺
皮毛
腎
歯・骨
（関節）
肝
筋
（表情筋・咬筋）

五臓固有の働き

肺：気を司る――呼吸器、鼻、のど、粘膜、皮膚に関係。
心：体温を司る―顔の状態、血流、血色、熱代謝、発散、汗調節、口腔内、舌に関係。
肝：動きを司る―運動、筋肉、血流調節、ストレス、目に関係。
脾：栄養を司る―胃腸系の働き、栄養代謝、むくみ、肌肉の状態に関係。
腎：精力を司る――脳、神経系、睡眠、骨、関節の状態に関係。

顔のむくみでケアしたい経絡

【経絡ストレッチ方法】基本は２点つまんでストレッチ（つまんで＋つまんで、つまんで＋圧して、圧して＋圧して　のいずれの方法でもOKです）
【バランスが崩れている五臓】脾

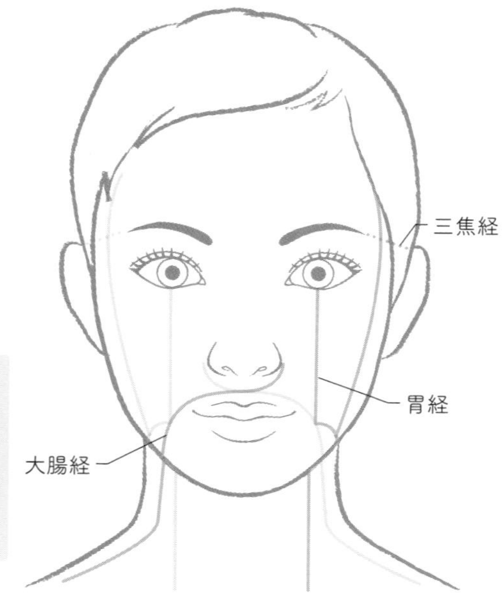
三焦経
胃経
大腸経

Point
むくみの症状は脾の働きの低下が考えられます。脾の働きを上げて、むくみがあらわれやすい胃経、大腸経のつぼストレッチで改善を図ります。

【効果的な顔つぼ】特別なつぼはありません。
全体を整えることによる改善をはかります。

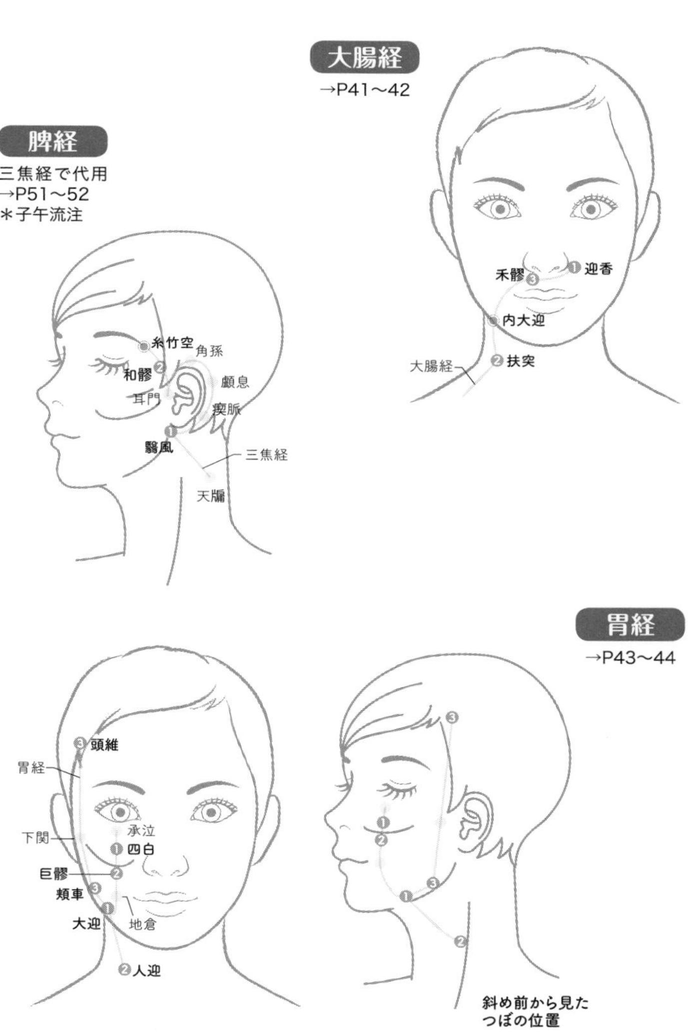
大腸経
→P41～42
迎香
禾髎
内大迎
扶突
大腸経
脾経
三焦経で代用
→P51～52
＊子午流注
糸竹空
角孫
和髎
顱息
耳門
瘈脈
翳風
三焦経
天牖
胃経
→P43～44
頭維
胃経
下関
承泣
四白
巨髎
頬車
大迎
地倉
人迎
斜め前から見た
つぼの位置

顔のくすみでケアしたい経絡

【経絡ストレッチ方法】基本は２点つまんでストレッチ（つまんで＋つまんで、つまんで＋圧して、圧して＋圧して　のいずれの方法でも OK です）

【バランスが崩れている五臓】肝、心

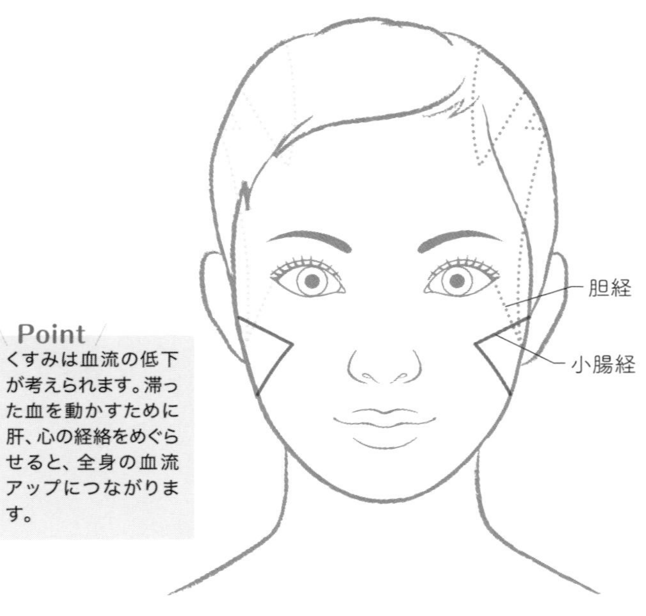
胆経
小腸経

Point

くすみは血流の低下が考えられます。滞った血を動かすために肝、心の経絡をめぐらせると、全身の血流アップにつながります。

【効果的な顔つぼ】特別なつぼはありません。
全体を整えることによる改善をはかります。

肝経

小腸経で代用
→P46〜47
＊子午流注

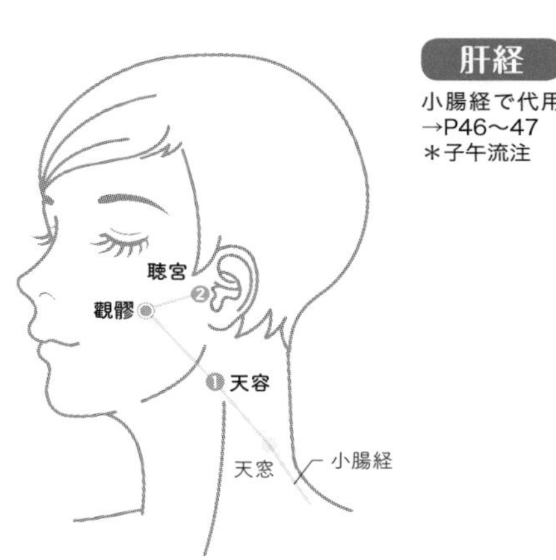
聴宮
②
顴髎
① 天容
天窓
小腸経

心経

胆経で代用
→P53〜54
＊子午流注

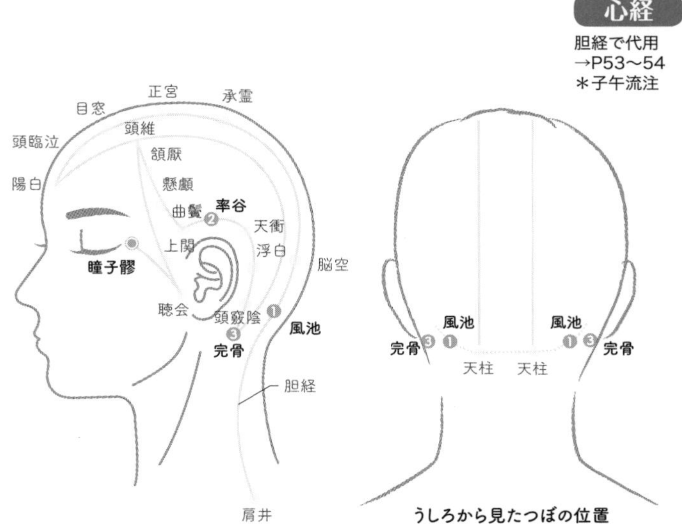
正宮
承霊
目窓
頭維
頭臨泣
頷厭
陽白
懸顱
曲鬢
② 率谷
天衝
上関
浮白
瞳子髎
脳空
聴会
頭竅陰 ①
③ 風池
完骨
胆経
肩井
風池
風池
完骨 ③ ①
① ③ 完骨
天柱 天柱
うしろから見たつぼの位置

目の下のクマ
でケアしたい経絡

【経絡ストレッチ方法】基本は２点つまんでストレッチ（つまんで＋つまんで、つまんで＋圧して、圧して＋圧して　のいずれの方法でも OK です）

【バランスが崩れている五臓】腎

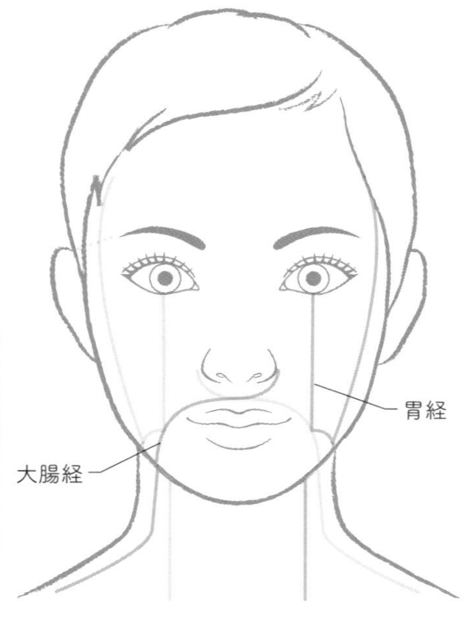
胃経
大腸経

Point

目の下のクマなどにあらわれる黒ずんだ皮膚の色は、腎の働きが低下しているサインです。腎の働きと目の下を通る胃経をめぐらせるのが効果的です。

【効果的な顔つぼ】特別なつぼはありません。
全体を整えることによる改善をはかります。

腎経

大腸経で代用
→P41〜42
＊子午流注

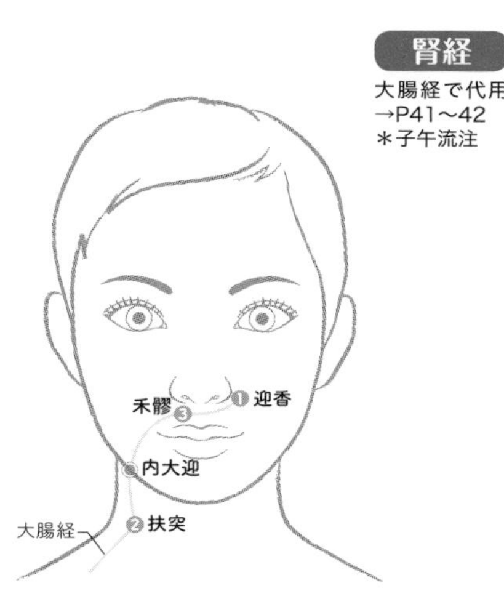
迎香
禾髎
内大迎
扶突
大腸経

胃経

→P43〜44

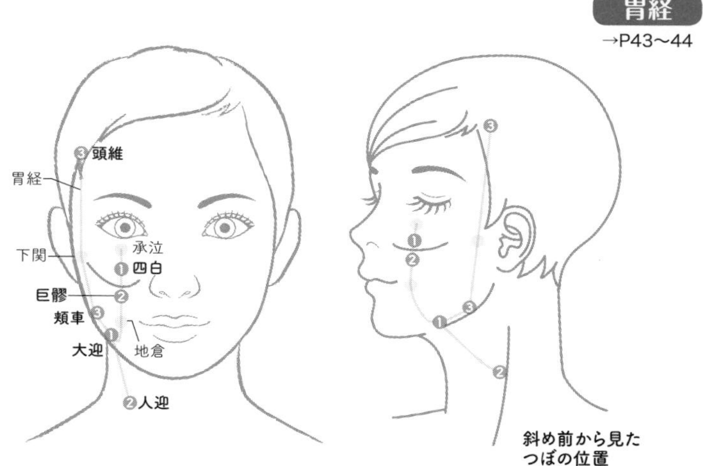
頭維
胃経
承泣
四白
下関
巨髎
頬車
地倉
大迎
人迎

斜め前から見た
つぼの位置

顔のシワ
でケアしたい経絡

【経絡ストレッチ方法】基本は２点つまんでストレッチ（つまんで＋つまんで、つまんで＋圧して、圧して＋圧して　のいずれの方法でも OK です）

【バランスが崩れている五臓】肺、心

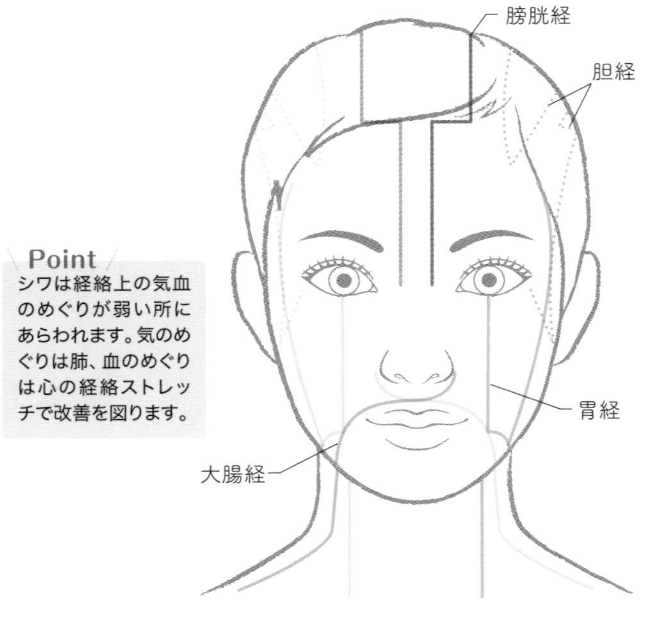
膀胱経
胆経
胃経
大腸経

Point
シワは経絡上の気血のめぐりが弱い所にあらわれます。気のめぐりは肺、血のめぐりは心の経絡ストレッチで改善を図ります。

【効果的な顔つぼ】特別なつぼはありません。
全体を整えることによる改善をはかります。

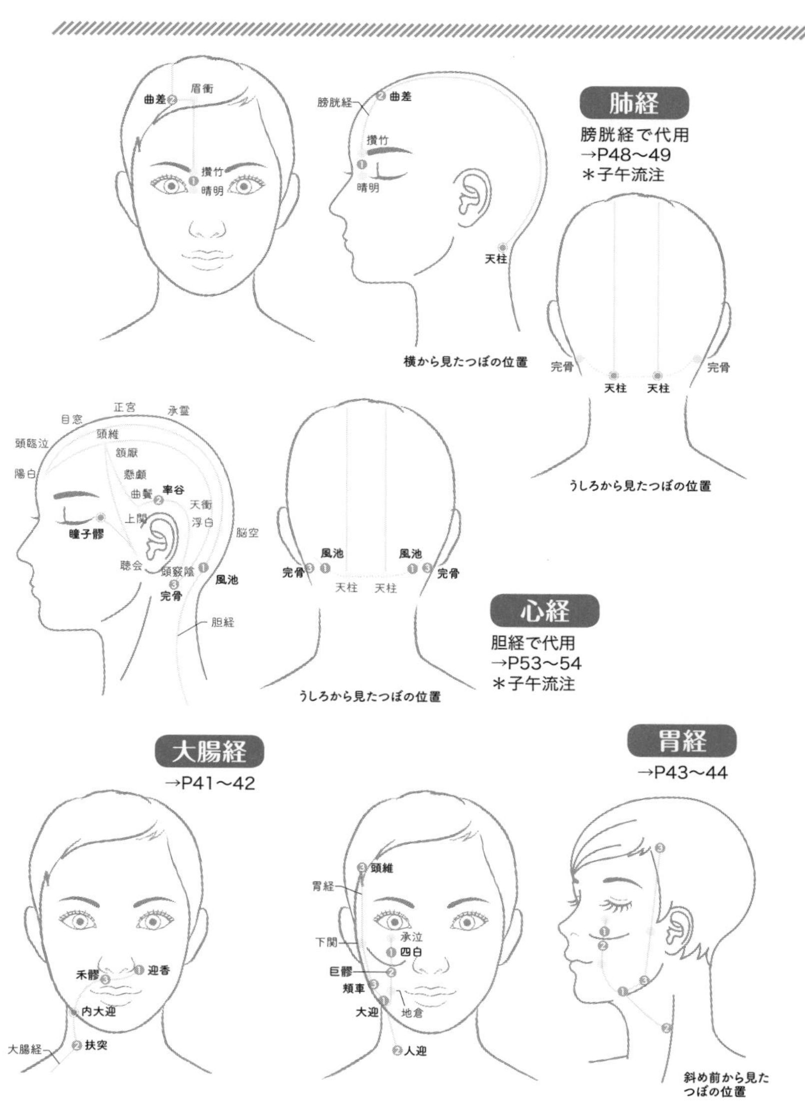
眉衝
曲差②
攢竹
①
晴明
膀胱経
②曲差
攢竹
①
晴明
天柱
横から見たつぼの位置
肺経
膀胱経で代用
→P48〜49
＊子午流注
完骨
天柱
天柱
完骨
うしろから見たつぼの位置
正宮
承霊
目窓
頭臨泣
頭維
頷厭
陽白
懸顱
曲鬢
②率谷
天衝
上関
瞳子髎
浮白
脳空
聴会
頭竅陰
①
風池
③
完骨
胆経
風池
風池
完骨③
①
①
③完骨
天柱
天柱
うしろから見たつぼの位置
心経
胆経で代用
→P53〜54
＊子午流注
大腸経
→P41〜42
禾髎
③
①迎香
内大迎
大腸経
②扶突
胃経
→P43〜44
③頭維
胃経
承泣
下関
①四白
巨髎
②
頬車
③
大迎
①
地倉
②人迎
③
①
②
③
①
②
斜め前から見た
つぼの位置

顔の乾燥 でケアしたい 経絡

【経絡ストレッチ方法】基本は２点つまんでストレッチ（つまんで＋つまんで、つまんで＋圧して、圧して＋圧して　のいずれの方法でも OK です）

【バランスが崩れている五臓】肺

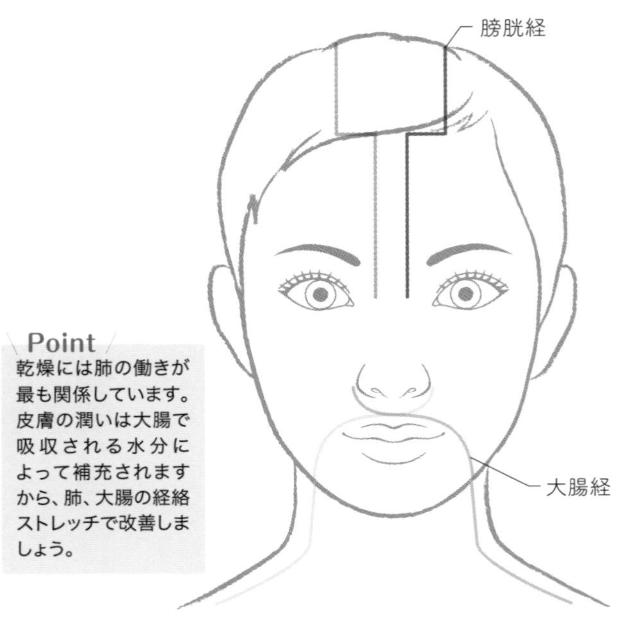
膀胱経
大腸経

Point

乾燥には肺の働きが最も関係しています。皮膚の潤いは大腸で吸収される水分によって補充されますから、肺、大腸の経絡ストレッチで改善しましょう。

【効果的な顔つぼ】特別なつぼはありません。
全体を整えることによる改善をはかります。

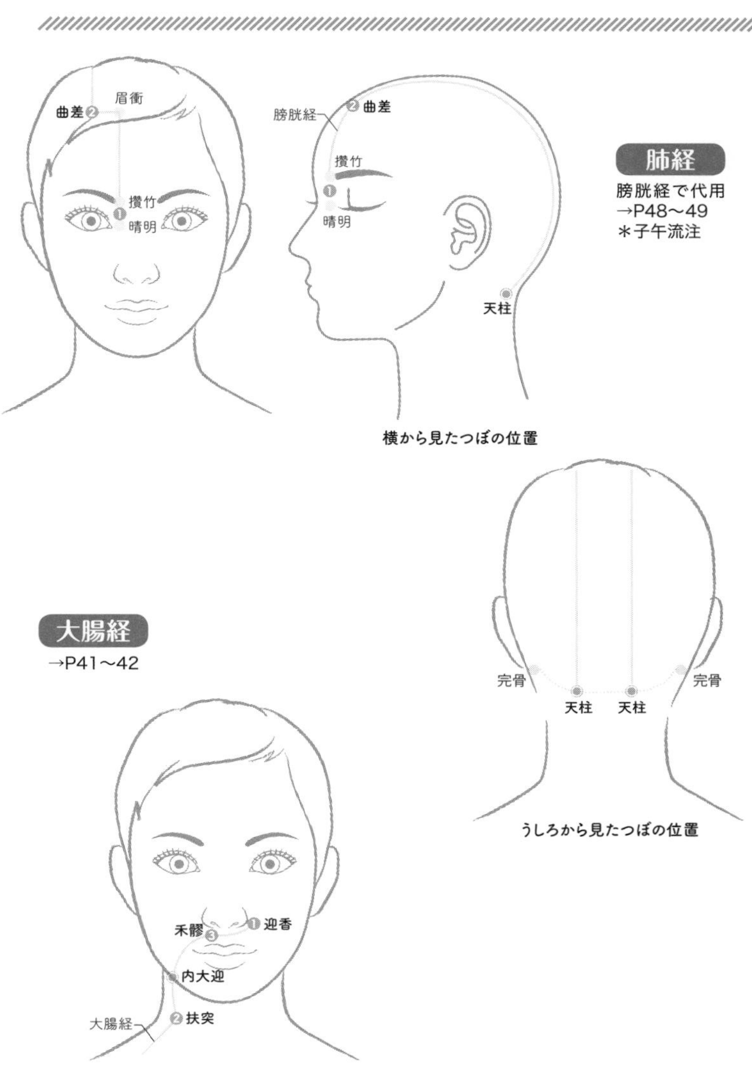
曲差②
眉衝
攢竹
①
晴明
膀胱経
②曲差
攢竹
①
晴明
天柱
肺経
膀胱経で代用
→P48～49
＊子午流注
横から見たつぼの位置
大腸経
→P41～42
完骨
天柱
天柱
完骨
うしろから見たつぼの位置
禾髎
③
①迎香
内大迎
②扶突
大腸経

【経絡ストレッチ方法】基本は2点つまんでストレッチ（つまんで＋つまんで、つまんで＋圧して、圧して＋圧して　のいずれの方法でも OK です）

【バランスが崩れている五臓】脾

顔の湿疹
でケアしたい経絡

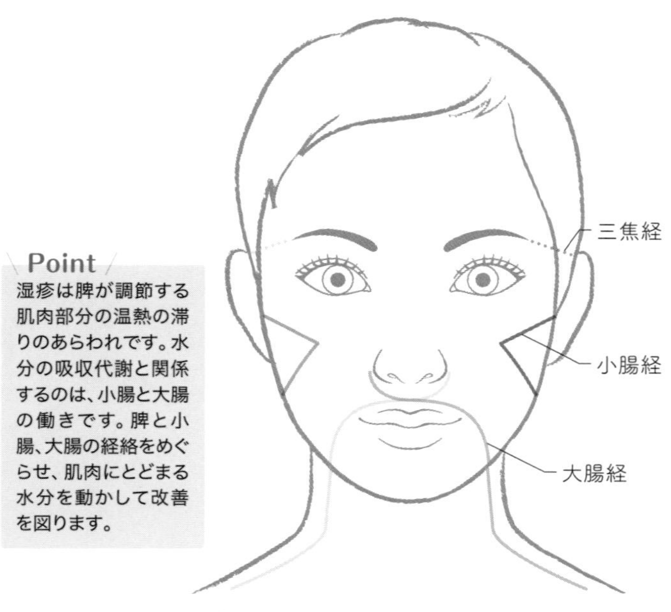
三焦経
小腸経
大腸経

Point

湿疹は脾が調節する肌肉部分の温熱の滞りのあらわれです。水分の吸収代謝と関係するのは、小腸と大腸の働きです。脾と小腸、大腸の経絡をめぐらせ、肌肉にとどまる水分を動かして改善を図ります。

【効果的な顔つぼ】特別なつぼはありません。
全体を整えることによる改善をはかります。

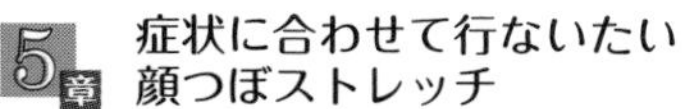

脾経

三焦経で代用
→P51〜52
＊子午流注

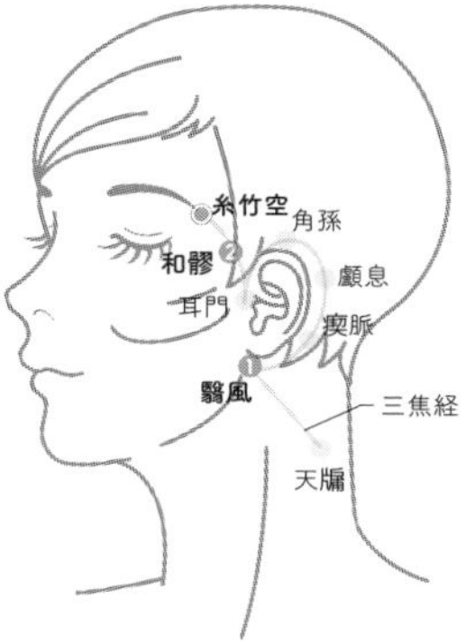

糸竹空
角孫
❷和髎
顱息
耳門
瘈脈
❶翳風
三焦経
天牖

小腸経

→P46〜P47

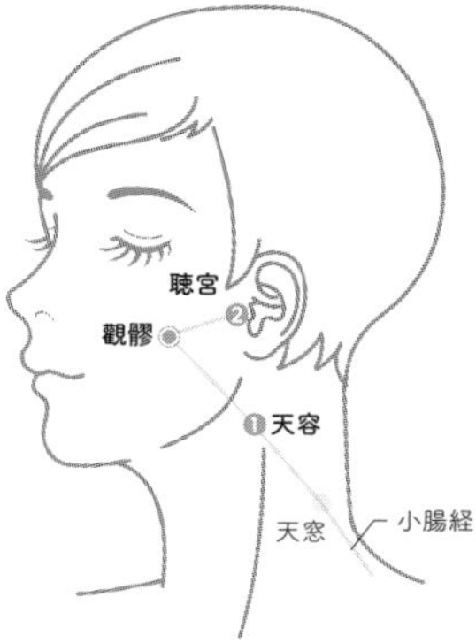

聴宮
❷
觀髎
❶天容
天窓
小腸経

大腸経

→P41〜42

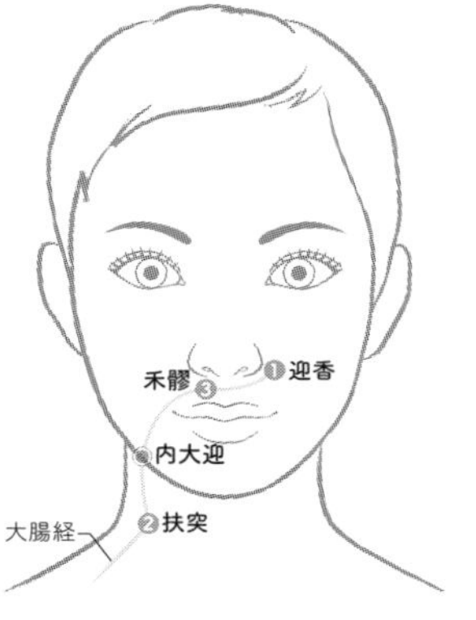

❶迎香
禾髎❸
内大迎
❷扶突
大腸経

胃腸の症状に効く 顔つぼストレッチ 06

胃腸の症状は五臓では脾と関係します。脾は口〜肛門までの消化器系全般を機能させ、調節していると考えられています。

胃腸の症状は脾の不調がベースにあると考え、対処していくのが基本の考えかたです。

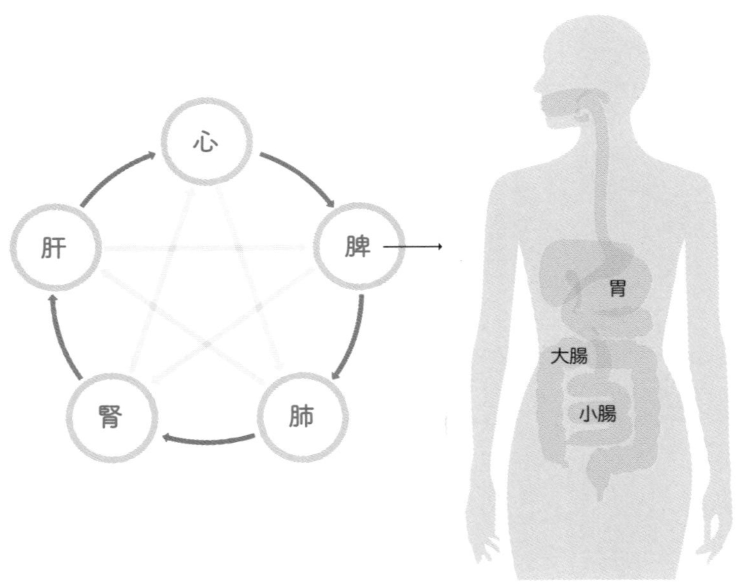
心
脾
肺
腎
肝
胃
大腸
小腸

顔つぼストレッチの後は必ず股関節やひざを曲げたり、肩を回したりし、手足の経絡のめぐりを促してください。脾は「四肢を司る」と考えられていますから、手足を動かすことが胃腸の働きにつながります。

消化不良・食欲不振・胃重に効果的な顔つぼ

【顔つぼストレッチ方法】１点ストレッチ
【バランスが崩れている五臓】脾（肝、腎）

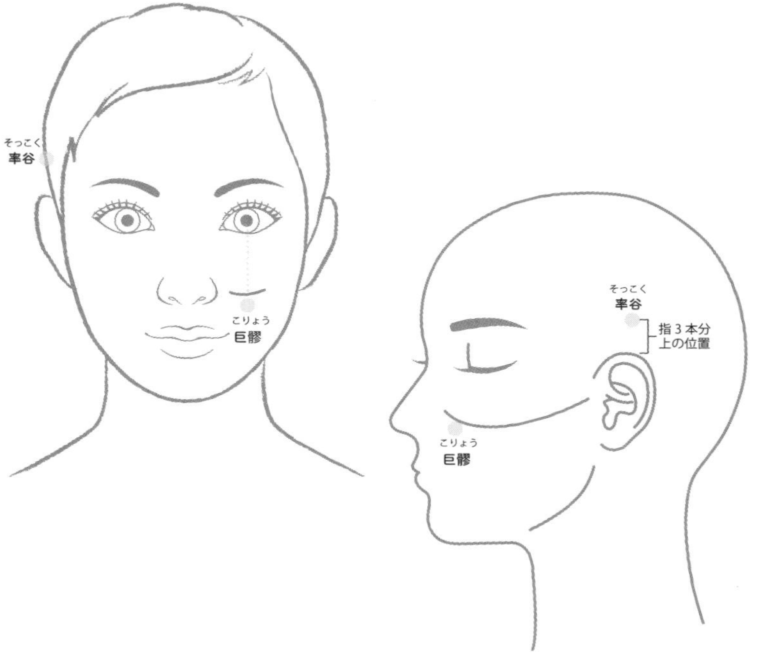

そっこく
率谷
こりょう
巨髎
そっこく
率谷
指３本分
上の位置
こりょう
巨髎

【経絡ストレッチ方法】基本は２点つまんでストレッチ（つまんで＋つまんで、つまんで＋圧して、圧して＋圧して　のいずれの方法でも OK です）

消化不良・食欲不振・胃重 でケアしたい経絡

胃経

→P43〜44

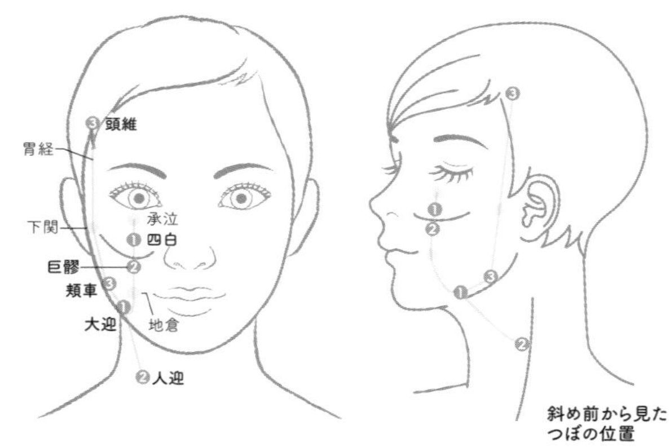

③頭維
胃経
下関
承泣
①四白
巨髎
②
頬車
③
①
大迎
地倉
②人迎
③
①
②
①
③
②

斜め前から見たつぼの位置

腎経

大腸経で代用
→P41〜42
＊子午流注

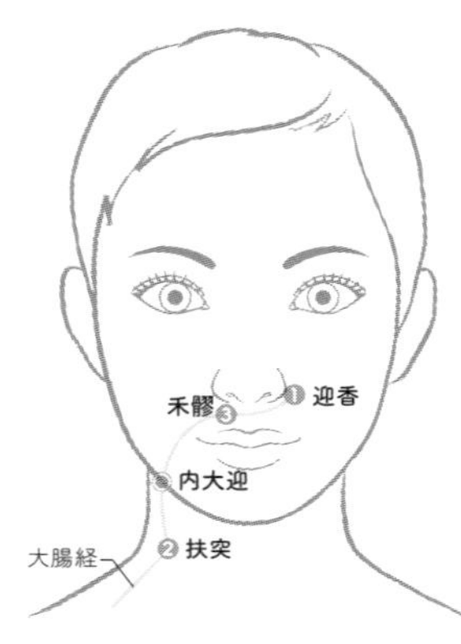

①迎香
禾髎③
内大迎
②扶突
大腸経

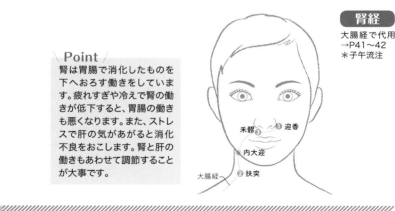

Point

腎は胃腸で消化したものを下へおろす働きをしています。疲れすぎや冷えで腎の働きが低下すると、胃腸の働きも悪くなります。また、ストレスで肝の気があがると消化不良をおこします。腎と肝の働きもあわせて調節することが大事です。

肝経

小腸経で代用
→P46〜47
＊子午流注

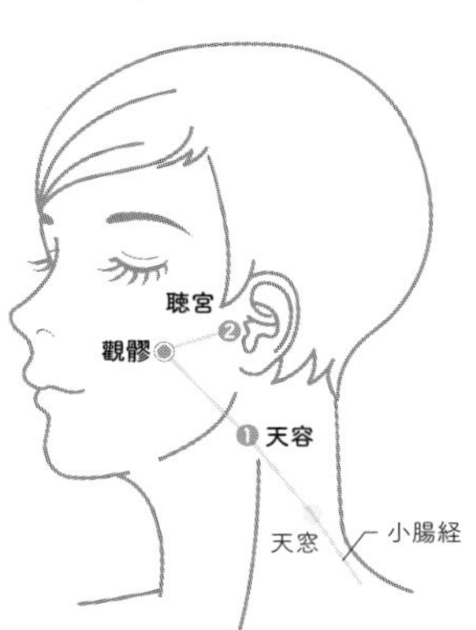
聴宮
観髎
❷
❶ 天容
天窓
小腸経

脾経

三焦経で代用
→P51〜52
＊子午流注

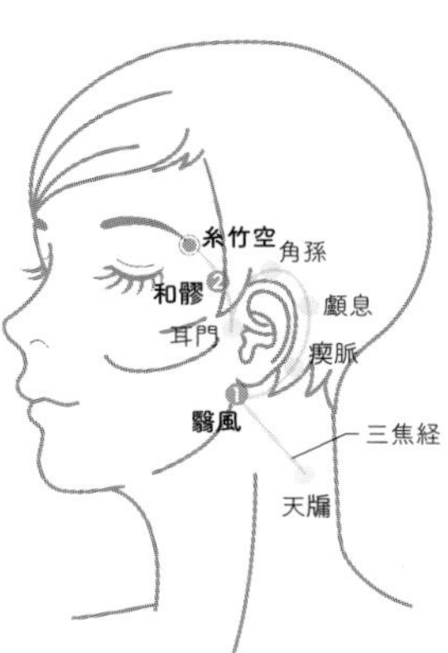
糸竹空
角孫
❷
和髎
顱息
耳門
瘈脈
❶
翳風
三焦経
天牖

下痢
でケアしたい経絡

【経絡ストレッチ方法】基本は２点つまんでストレッチ（つまんで＋つまんで、つまんで＋圧して、圧して＋圧して　のいずれの方法でも OK です）

【バランスが崩れている五臓】脾

三焦経

胃経

大腸経

Point

脾は腸で吸収した栄養（水分）を上昇させて肺と心へ運び、気血として経絡をめぐらせる働きをします。脾の働きが弱ると栄養（水分）が吸収できず、下痢となります。脾、胃、大腸の経絡に働きかけることで改善を図ります。

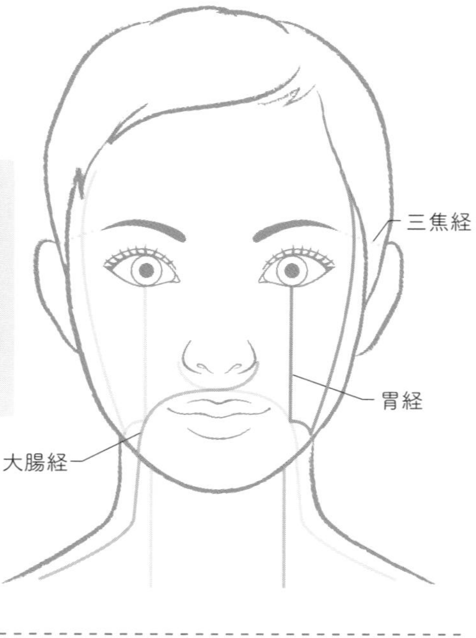

【効果的な顔つぼ】特別なつぼはありません。
全体を整えることによる改善をはかります。

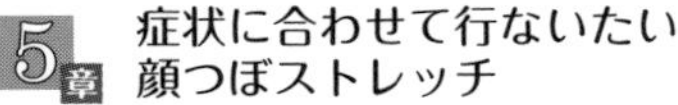

胃経

→P43～44

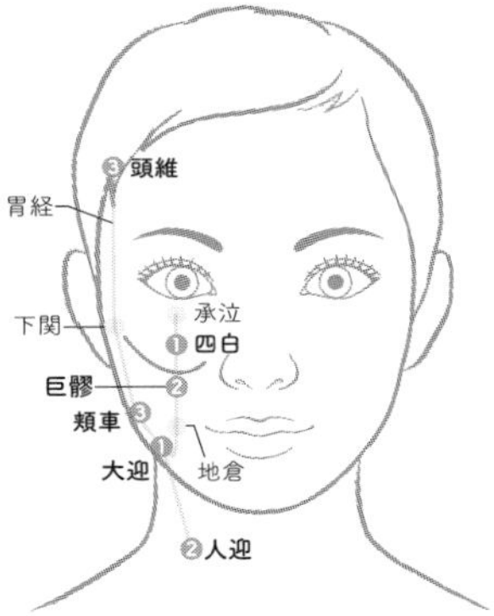

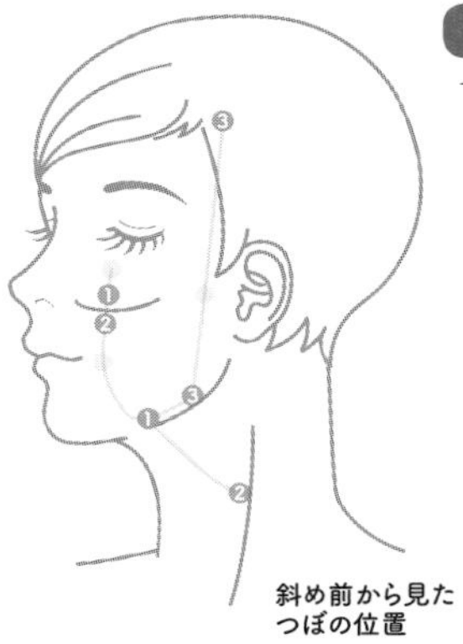

頭維
胃経
承泣
下関
四白
巨髎
頬車
地倉
大迎
人迎

斜め前から見た
つぼの位置

腎経

大腸経で代用
→P41～42
＊子午流注

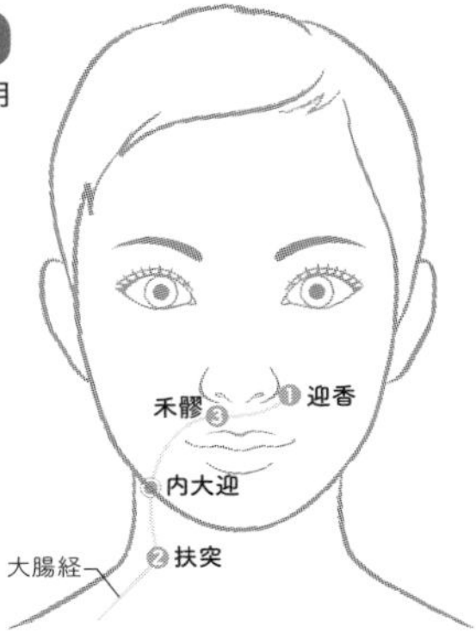

迎香
禾髎
内大迎
扶突
大腸経

脾経

三焦経で代用
→P51～52
＊子午流注

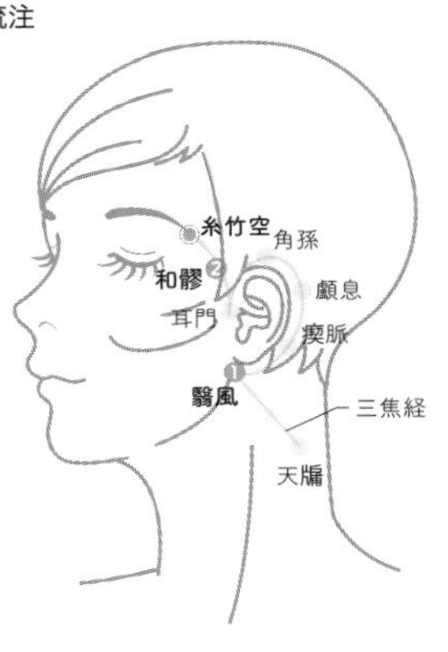

糸竹空
角孫
和髎
顱息
耳門
瘈脈
翳風
三焦経
天牖

便秘
に効果的な顔つぼ

【顔つぼストレッチ方法】１点ストレッチ
【バランスが崩れている五臓】脾（動いていない場合）、肝（ストレスがある場合）

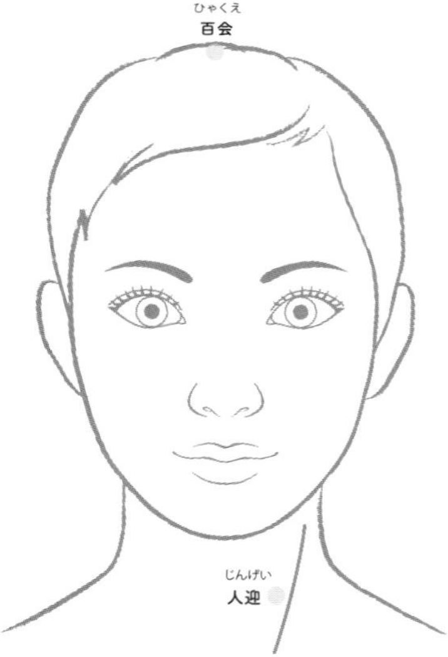

ひゃくえ
百会

じんげい
人迎

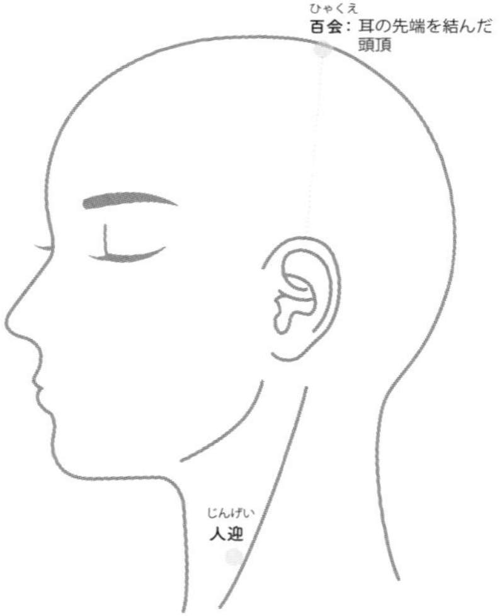

ひゃくえ
百会：耳の先端を結んだ頭頂

じんげい
人迎

Point

便秘は気が下におりず排泄できない状態です。ストレスなどで上がっている肝気を下降させることで便も動きやすくなります。胃と大腸の経絡で調節をし、気を下ろす作用が強いつぼである人迎を刺激しましょう。

【経絡ストレッチ方法】基本は2点つまんでストレッチ（つまんで＋つまんで、つまんで＋圧して、圧して＋圧して　のいずれの方法でもOKです）

便秘
でケアしたい経絡❶

脾経

三焦経で代用
→P51〜52
＊子午流注

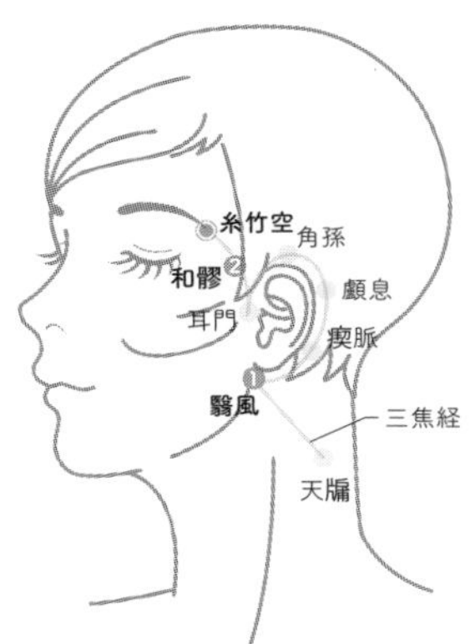
糸竹空
角孫
和髎
顱息
耳門
瘈脈
翳風
三焦経
天牖

肝経

小腸経で代用
→P46〜47
＊子午流注

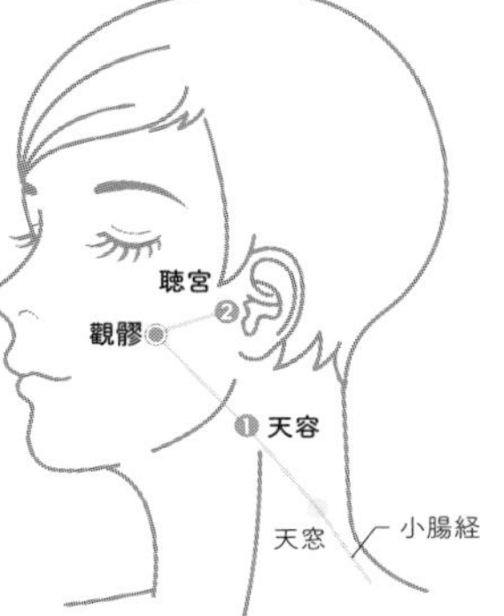
聴宮
観髎
天容
天窓
小腸経

便秘 でケアしたい経絡❷

【経絡ストレッチ方法】基本は２点つまんでストレッチ（つまんで＋つまんで、つまんで＋圧して、圧して＋圧して　のいずれの方法でも OK です）

胃経

→P43～44

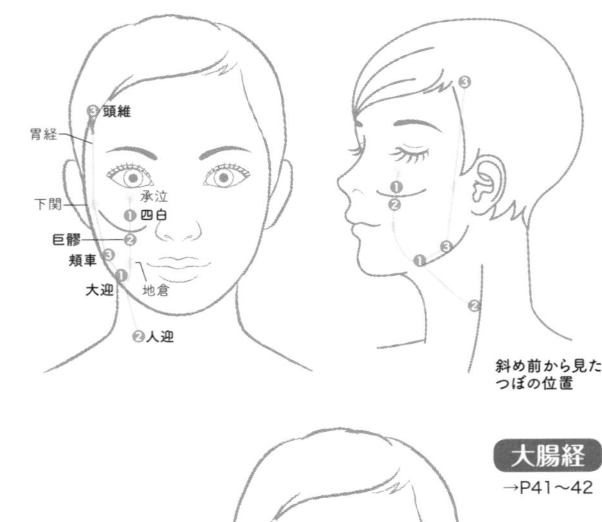

❸頭維
胃経
下関
承泣
❶四白
巨髎
❷
頬車
❸
❶
大迎
地倉
❷人迎
❸
❶
❷
❸
❶
❷
斜め前から見たつぼの位置

大腸経

→P41～42

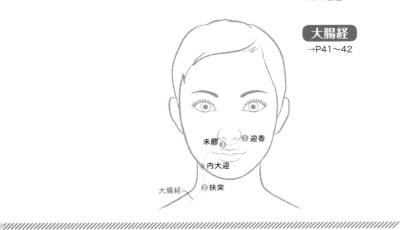

❶迎香
禾髎
❸
内大迎
❷扶突
大腸経

吐き気・嘔吐に効果的な顔つぼ

【顔つぼストレッチ方法】1点ストレッチ
【バランスが崩れている五臓】脾

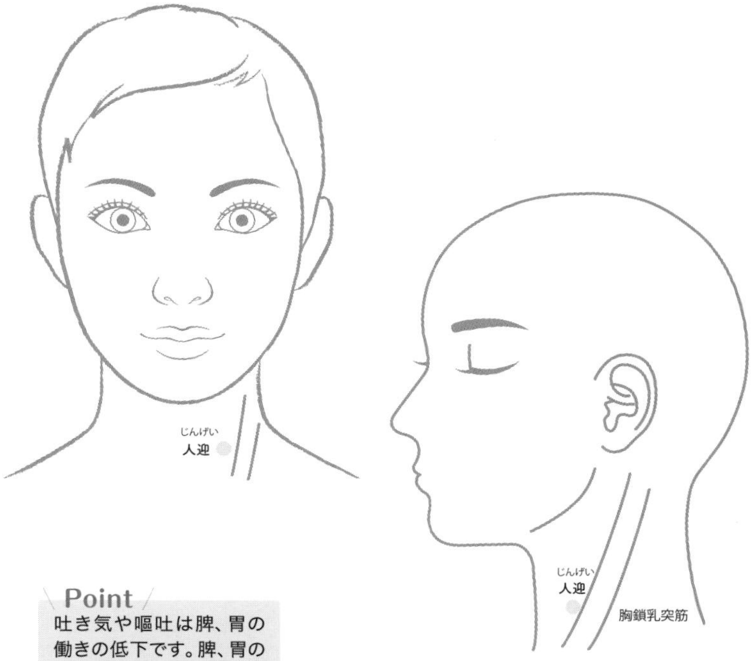

じんげい
人迎
じんげい
人迎
胸鎖乳突筋

Point
吐き気や嘔吐は脾、胃の働きの低下です。脾、胃の働きを整えつつ、腎の働きを上げて気を下ろすよう促しましょう。

吐き気・嘔吐でケアしたい経絡

【経絡ストレッチ方法】基本は２点つまんでストレッチ（つまんで＋つまんで、つまんで＋圧して、圧して＋圧して　のいずれの方法でも OK です）

腎経

大腸経で代用
→P41〜42
＊子午流注

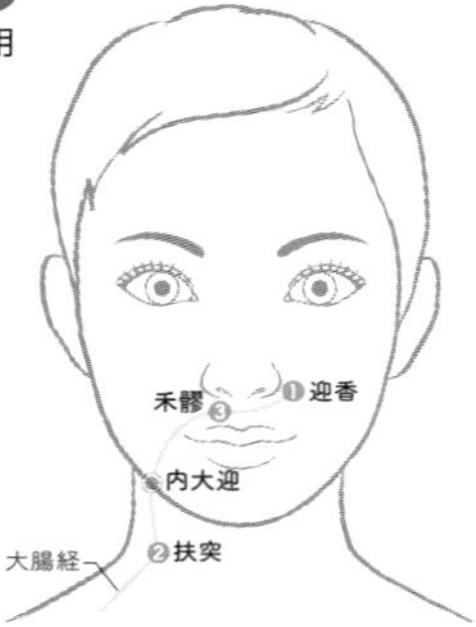

禾髎
❸
❶迎香
内大迎
❷扶突
大腸経

脾経

三焦経で代用
→P51〜52
＊子午流注

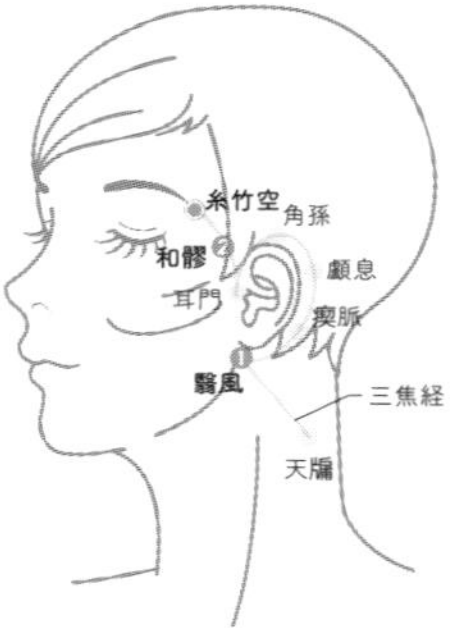

糸竹空
角孫
和髎
❷
顱息
耳門
瘈脈
❶
翳風
三焦経
天牖

胃経

→P43〜44

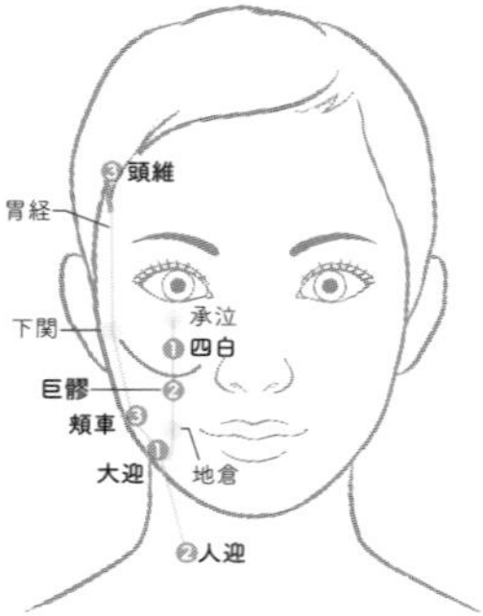

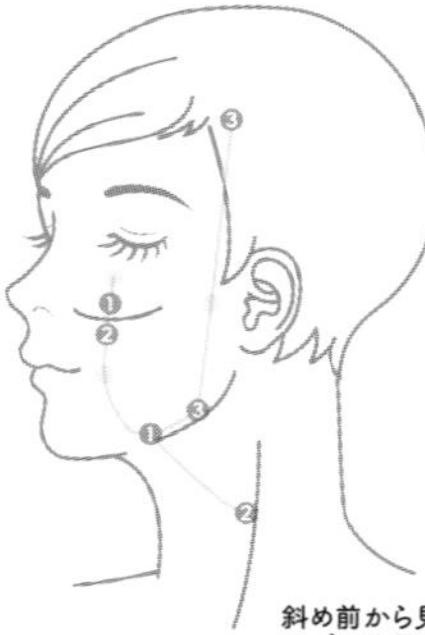

❸頭維
胃経
下関
承泣
❶四白
巨髎
❷
頬車
❸
❶
大迎
地倉
❷人迎
❸
❶
❷
❸
❶
❷

斜め前から見たつぼの位置

胃痛に効果的な顔つぼ

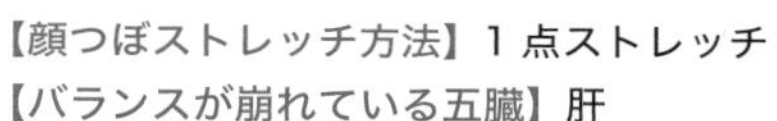
【顔つぼストレッチ方法】1点ストレッチ
【バランスが崩れている五臓】肝

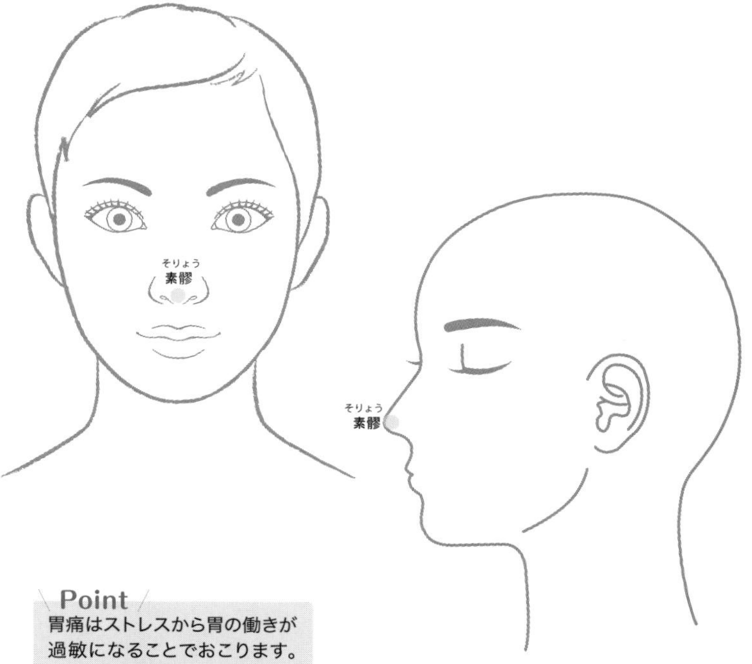

素髎（そりょう）

素髎（そりょう）

Point

胃痛はストレスから胃の働きが過敏になることでおこります。ストレスを軽減させるために、肝、心の働きを調節しつつ、胃の働きを整えましょう。

【経絡ストレッチ方法】基本は２点つまんでストレッチ（つまんで＋つまんで、つまんで＋圧して、圧して＋圧して　のいずれの方法でもOKです）

胃痛 でケアしたい経絡

肝経

小腸経で代用
→P46～47
＊子午流注

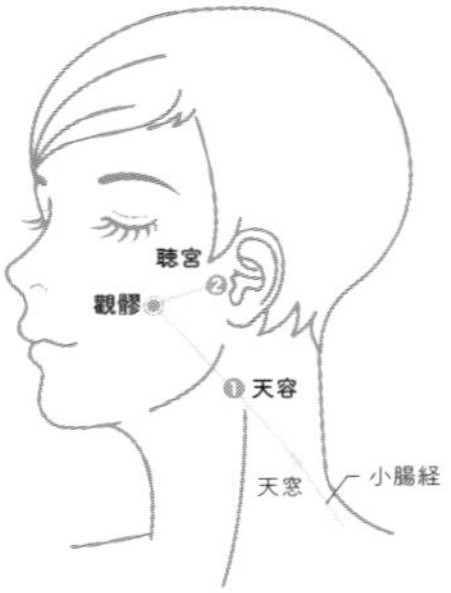

聴宮
観髎
天容
天窓
小腸経

胃経

→P43～44

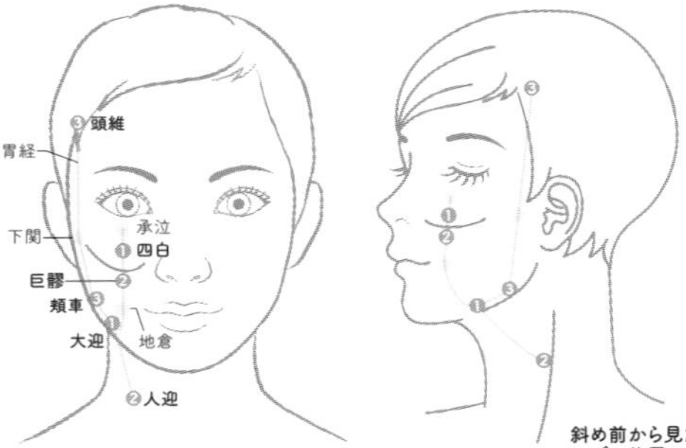

頭維
胃経
下関
承泣
四白
巨髎
頬車
大迎
地倉
人迎

斜め前から見たつぼの位置

心経

胆経で代用
→P53～54
＊子午流注

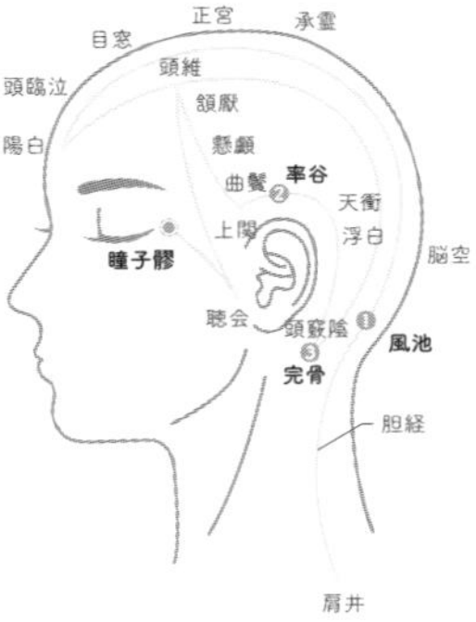

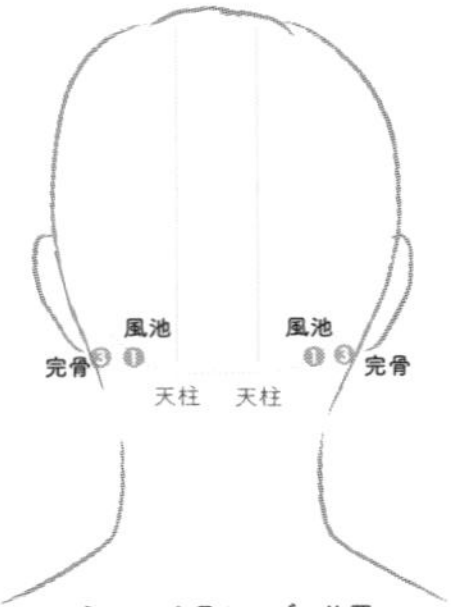

正宮
承霊
目窓
頭維
頭臨泣
頷厭
陽白
懸顱
曲鬢
率谷
天衝
上関
浮白
瞳子髎
脳空
聴会
頭竅陰
風池
完骨
胆経
肩井

風池
風池
完骨
完骨
天柱
天柱

うしろから見たつぼの位置

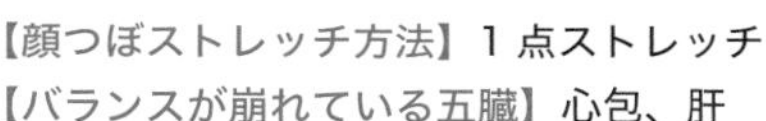
【顔つぼストレッチ方法】１点ストレッチ
【バランスが崩れている五臓】心包、肝

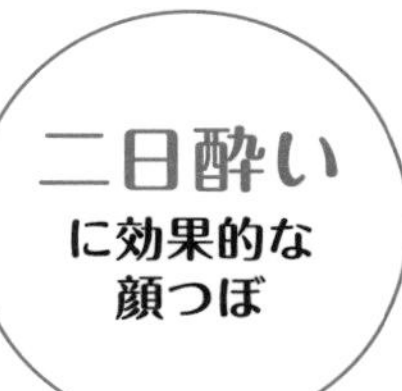
二日酔い
に効果的な
顔つぼ

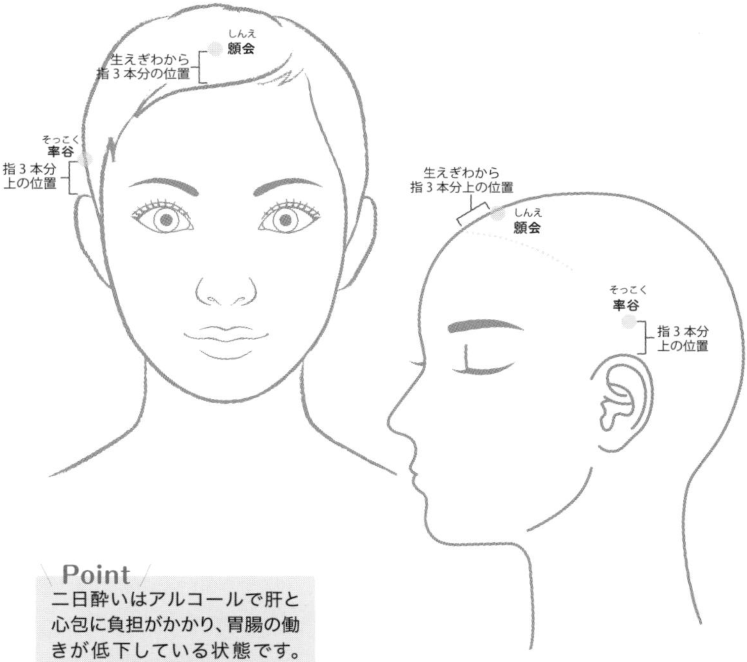

しんえ
顖会
生えぎわから
指３本分の位置
そっこく
率谷
指３本分
上の位置
生えぎわから
指３本分上の位置
しんえ
顖会
そっこく
率谷
指３本分
上の位置

Point

二日酔いはアルコールで肝と心包に負担がかかり、胃腸の働きが低下している状態です。肝、心包、脾の経絡のめぐりを促すことで、早くラクになることができます。

【経絡ストレッチ方法】基本は2点つまんでストレッチ（つまんで＋つまんで、つまんで＋圧して、圧して＋圧して　のいずれの方法でも OK です）

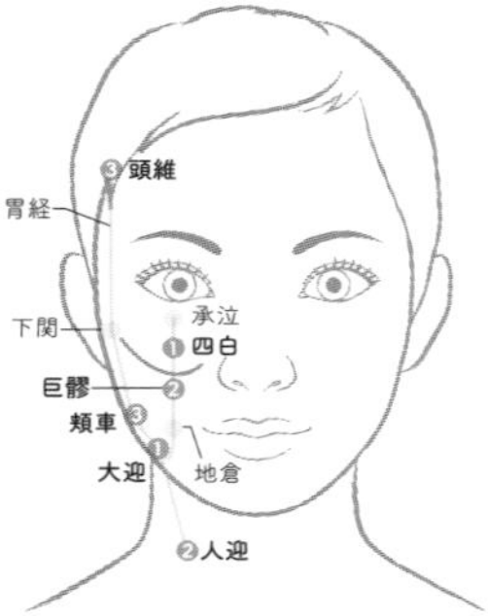

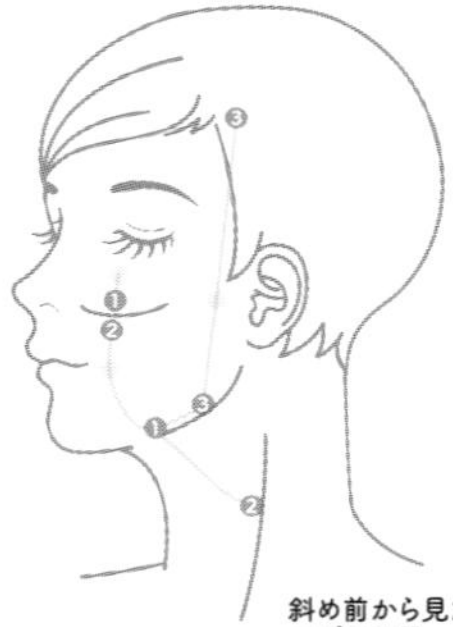

二日酔い でケアしたい 経絡

頭維
胃経
承泣
下関
四白
巨髎
頬車
大迎
地倉
人迎

斜め前から見たつぼの位置

心包経

胃経で代用
→P43〜44
＊子午流注

肝経

小腸経で代用
→P46〜47
＊子午流注

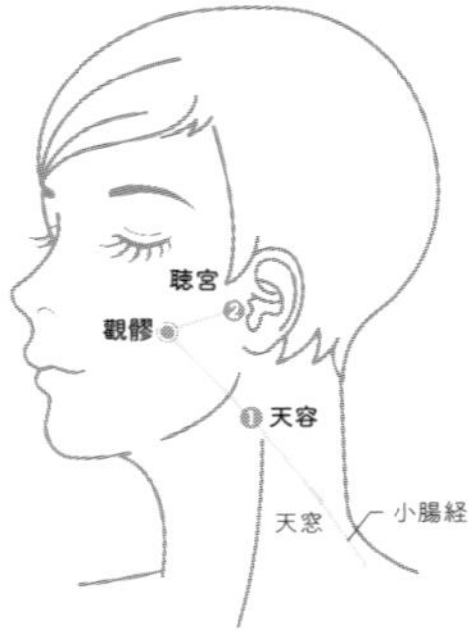

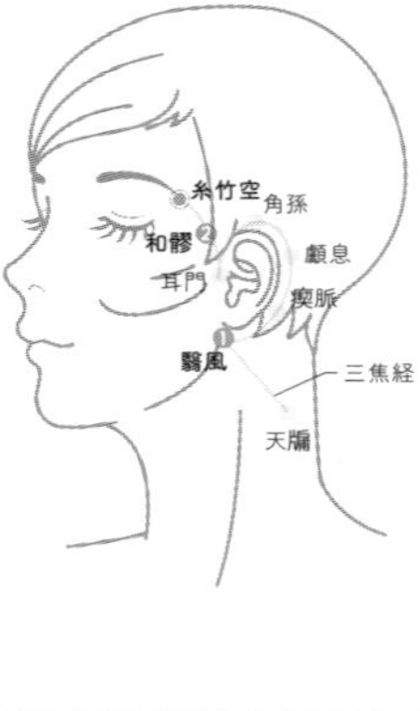

聴宮
顴髎
天容
天窓
小腸経

糸竹空
角孫
和髎
顱息
耳門
瘈脈
翳風
三焦経
天牖

脾経

三焦経で代用
→P51〜52
＊子午流注

脱肛・痔に効果的な顔つぼ

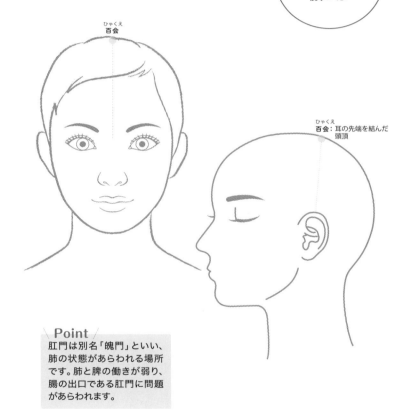

【顔つぼストレッチ方法】1点ストレッチ
【バランスが崩れている五臓】脾、肺

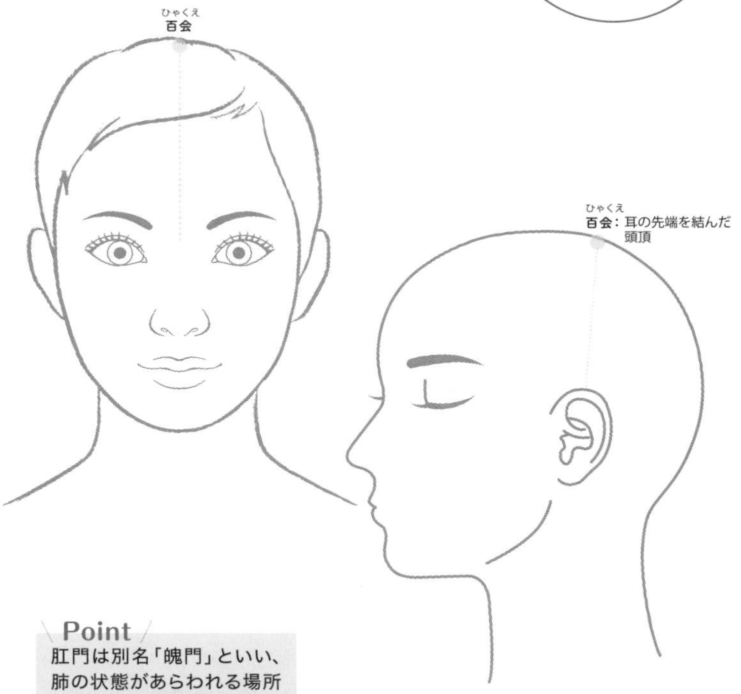

ひゃくえ
百会
ひゃくえ
百会：耳の先端を結んだ頭頂

Point

肛門は別名「魄門」といい、肺の状態があらわれる場所です。肺と脾の働きが弱り、腸の出口である肛門に問題があらわれます。

【経絡ストレッチ方法】基本は２点つまんでストレッチ（つまんで＋つまんで、つまんで＋圧して、圧して＋圧して　のいずれの方法でも OK です）

脱肛・痔
でケアしたい経絡

脾経

三焦経で代用
→P51～52
＊子午流注

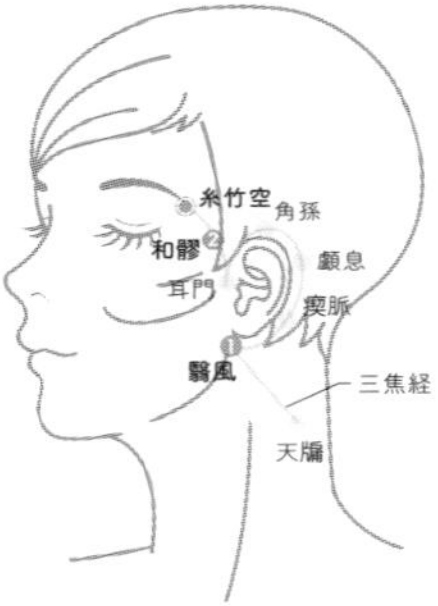

糸竹空
角孫
和髎
顱息
耳門
瘈脈
翳風
三焦経
天牖

肺経

膀胱経で代用
→P48～49
＊子午流注

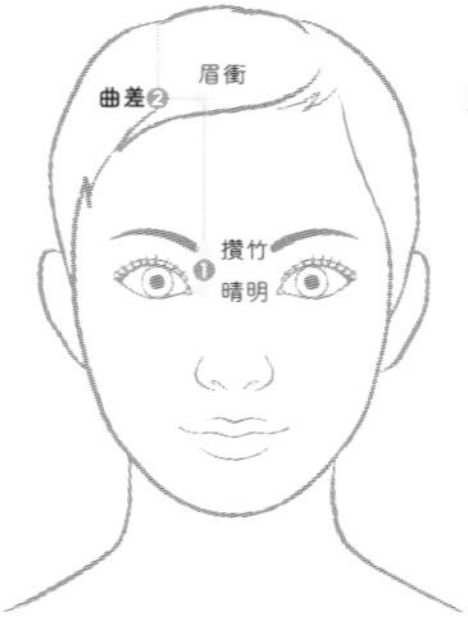

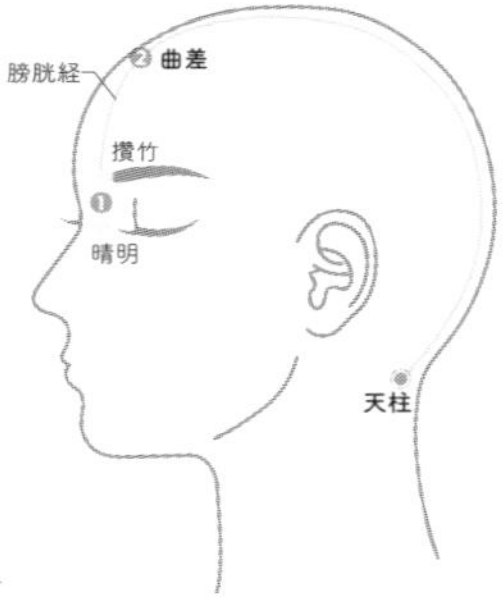

眉衝
曲差
攢竹
晴明
膀胱経
曲差
攢竹
晴明
天柱
横から見たつぼの位置

大腸経

→P41～42

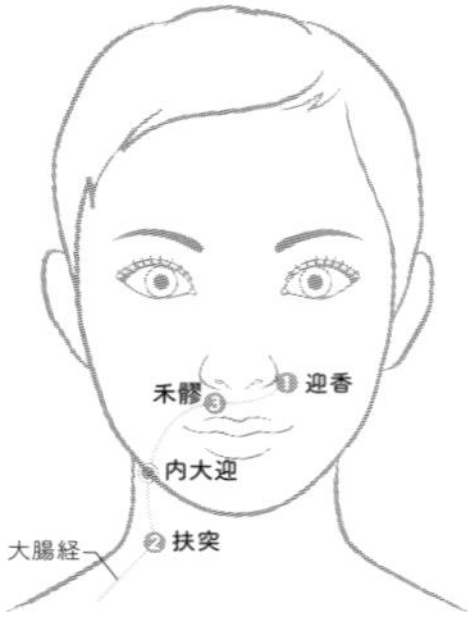

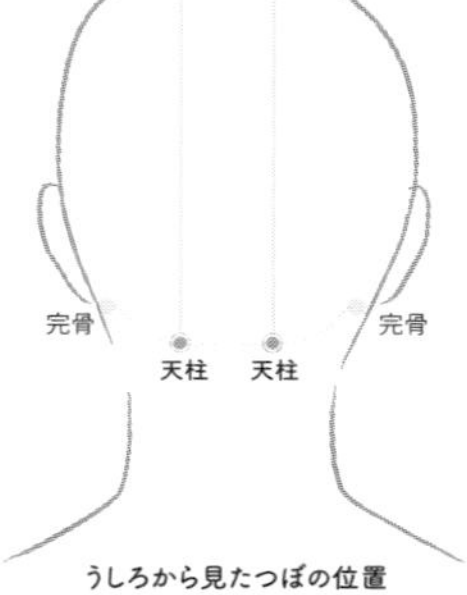

禾髎
迎香
内大迎
大腸経
扶突
完骨
完骨
天柱
天柱
うしろから見たつぼの位置

手足の症状に効く顔つぼストレッチ 07

手足のことを四肢といいますが、四肢を司るのは脾です。手足を動かす気血のもとは脾（胃腸）から吸収される栄養です。手足の末端にまで気をめぐらせるのは肺の呼吸ですから、呼吸を深めることで経絡がめぐり、手足の不調にも効果的と言えます。

手足の経絡をめぐらせるには、目のケア（疲れを取る、動きを改善する）も有効です。蒸しタオルで目を温める、眼球を上下、左右に動かす、回転させるなどしてみてください。

手足のむくみでケアしたい経絡❶

【バランスが崩れている五臓】脾

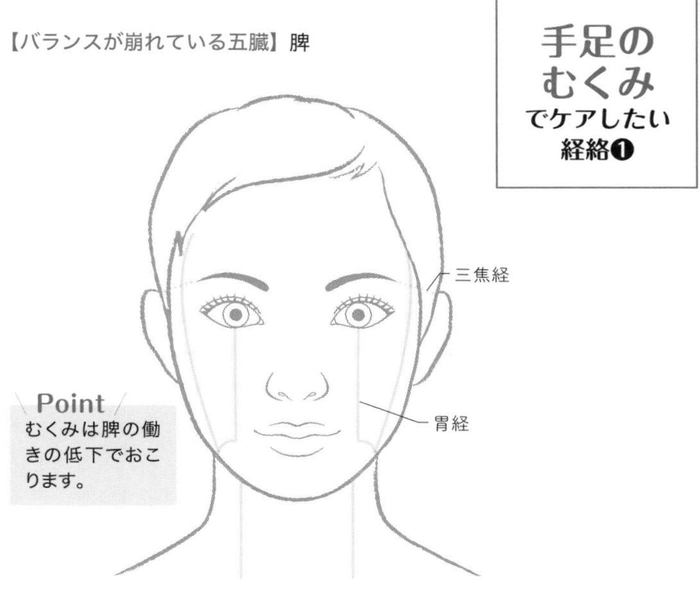
三焦経
胃経

Point
むくみは脾の働きの低下でおこります。

【効果的な顔つぼ】特別なつぼはありません。
全体を整えることによる改善をはかります。

【経絡ストレッチ方法】基本は２点つまんでストレッチ（つまんで＋つまんで、つまんで＋圧して、圧して＋圧して　のいずれの方法でも OK です）

手足のむくみ でケアしたい 経絡❷

脾経

三焦経で代用
→P51〜52
＊子午流注

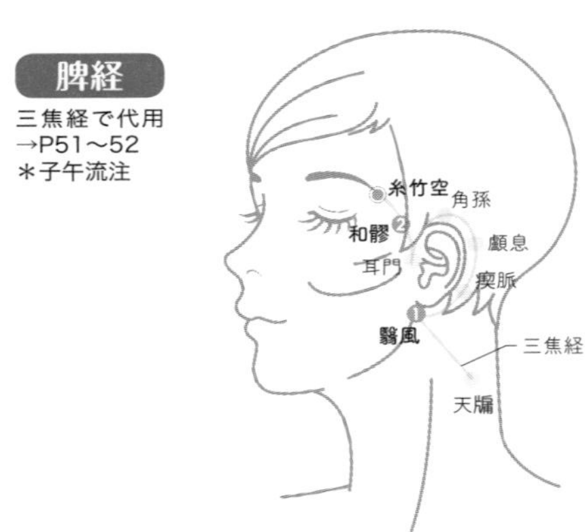

糸竹空
角孫
和髎
顱息
耳門
瘈脈
翳風
三焦経
天牖

胃経

→P43〜44

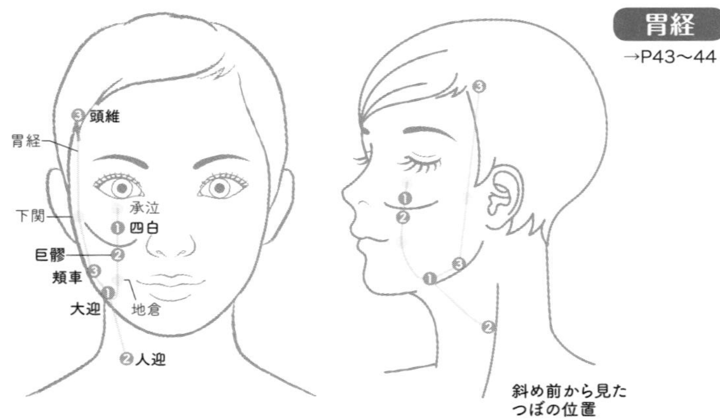

頭維
胃経
承泣
下関
四白
巨髎
頬車
大迎
地倉
人迎
斜め前から見た
つぼの位置

手足の冷えに効果的な顔つぼ

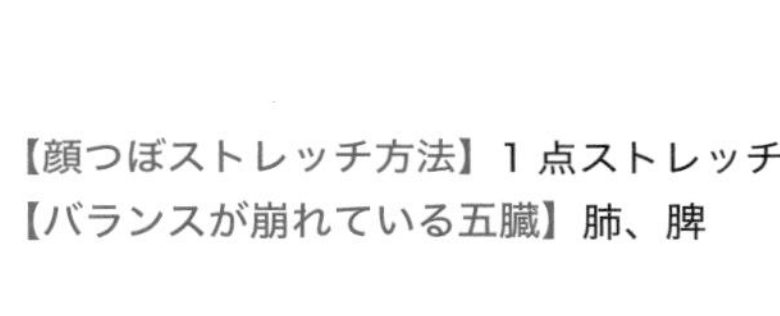

【顔つぼストレッチ方法】1点ストレッチ

【バランスが崩れている五臓】肺、脾

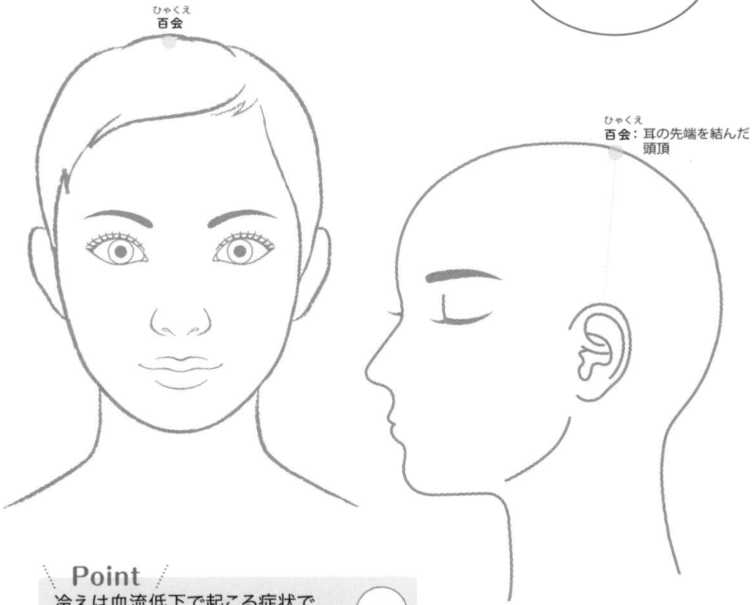

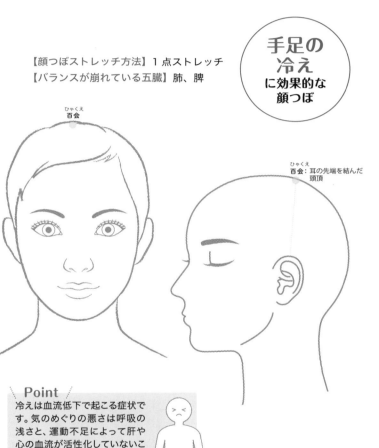

百会（ひゃくえ）

百会（ひゃくえ）：耳の先端を結んだ頭頂

Point

冷えは血流低下で起こる症状です。気のめぐりの悪さは呼吸の浅さと、運動不足によって肝や心の血流が活性化していないことが原因です。顔がこわばったり、眉間にしわが寄っている状態では呼吸が入りにくくなることを忘れないようにしてください。

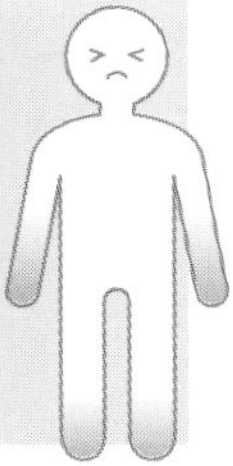

手足の冷え でケアしたい経絡

【経絡ストレッチ方法】基本は2点つまんでストレッチ（つまんで＋つまんで、つまんで＋圧して、圧して＋圧して　のいずれの方法でもOKです）

肺経

膀胱経で代用
→P48〜49
＊子午流注

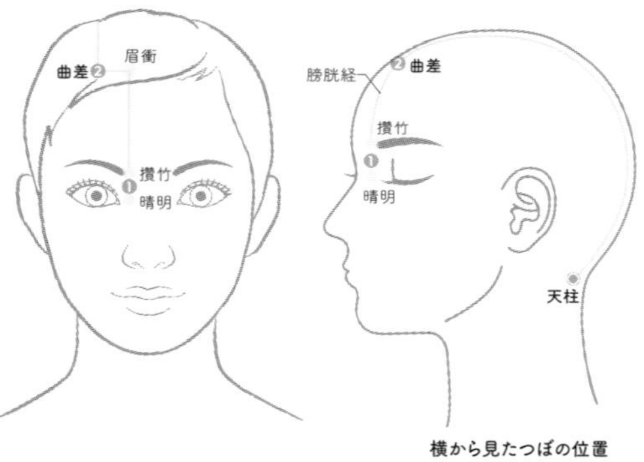
曲差
眉衝
攅竹
晴明
膀胱経
曲差
攅竹
晴明
天柱
横から見たつぼの位置

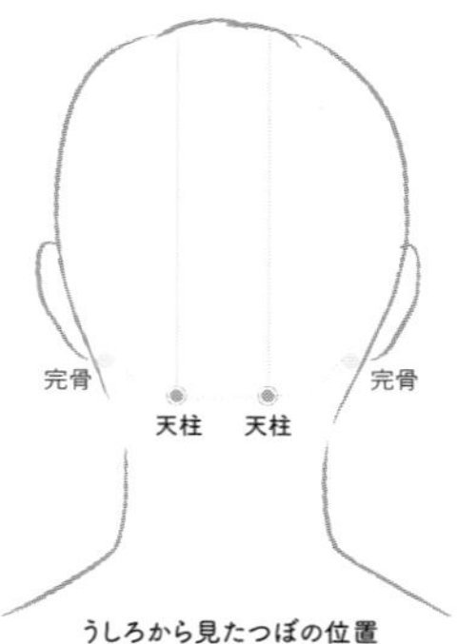
完骨
天柱
天柱
完骨
うしろから見たつぼの位置

脾経

三焦経で代用
→P51〜52
＊子午流注

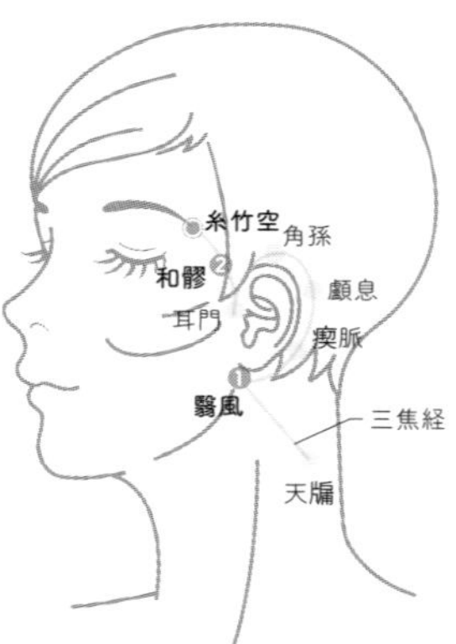
糸竹空
角孫
和髎
顱息
耳門
瘈脈
翳風
三焦経
天牖

首肩の症状に効く 顔つぼストレッチ 08

首や肩の症状は肺、心と関係します。首は肺の反応が出る部位、肩は心の反応が出る部位です。首肩のコリやハリは背中の緊張へとつながるほか、様々な不調と合わせて出ることが多いため、元となる原因と合わせて対処したいところです。

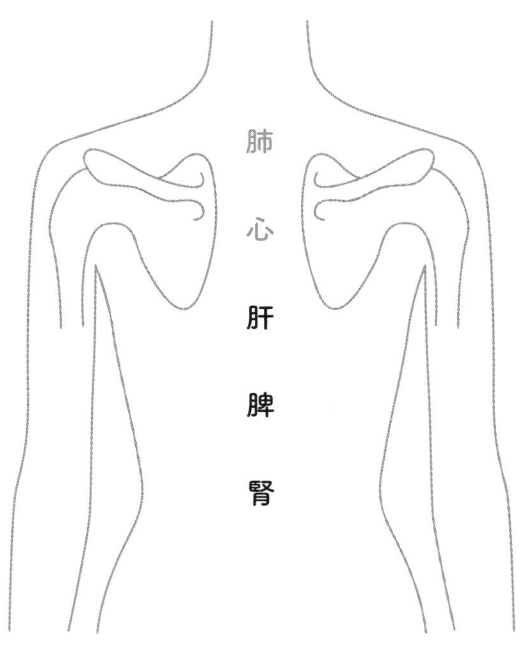
肺
心
肝
脾
腎

首コリ・首のつまり・肩コリ・背中のハリに効果的な顔つぼ

【顔つぼストレッチ方法】1点ストレッチ
【バランスが崩れている五臓】肺、心

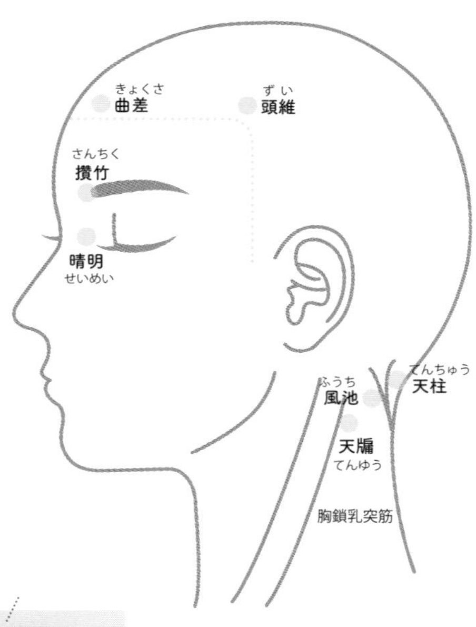

きょくさ
曲差
ずい
頭維
さんちく
攢竹
晴明
せいめい
てんちゅう
天柱
ふうち
風池
天牖
てんゆう
胸鎖乳突筋

Point
背中の問題は膀胱経、小腸経をめぐらせる必要がありますから、重点的にアプローチしましょう。

【経絡ストレッチ方法】基本は2点つまんでストレッチ（つまんで＋つまんで、つまんで＋圧して、圧して＋圧して　のいずれの方法でもOKです）

首コリ・首のつまり・肩コリ・背中のハリでケアしたい経絡❶

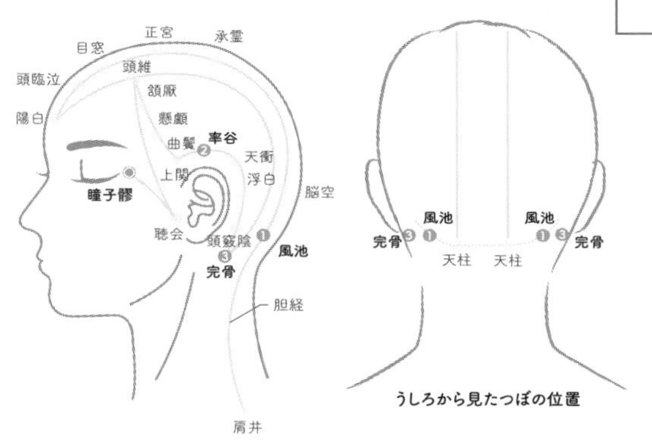
正宮
承霊
目窓
頭維
頭臨泣
頷厭
陽白
懸顱
曲鬢
率谷
天衝
上関
浮白
瞳子髎
脳空
聴会
頭竅陰
風池
完骨
胆経
肩井
風池
風池
完骨
完骨
天柱
天柱
うしろから見たつぼの位置

心経

胆経で代用
→P53～54
＊子午流注

肺経

膀胱経で代用
→P48～49
＊子午流注

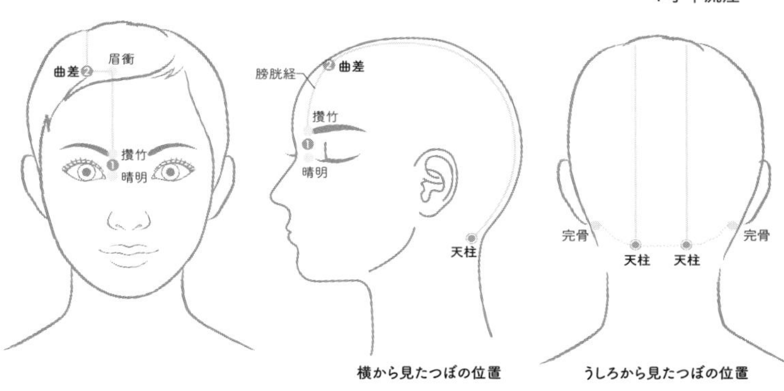
眉衝
曲差
攢竹
晴明
膀胱経
曲差
攢竹
晴明
天柱
完骨
完骨
天柱
天柱
横から見たつぼの位置

うしろから見たつぼの位置

【経絡ストレッチ方法】基本は２点つまんでストレッチ（つまんで＋つまんで、つまんで＋圧して、圧して＋圧して　のいずれの方法でも OK です）

首コリ・首のつまり・肩コリ・背中のハリでケアしたい経絡❷

大腸経

→P41〜42

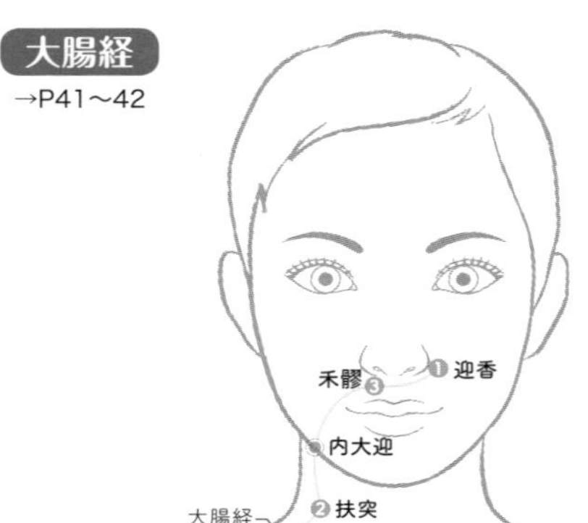

❶迎香
禾髎❸
内大迎
❷扶突
大腸経

小腸経

→P46〜47

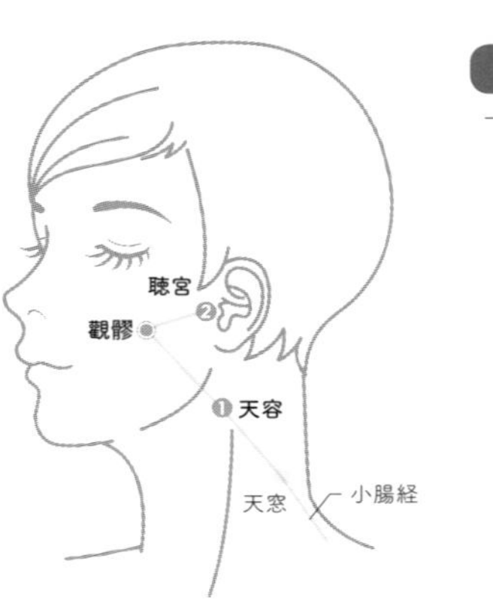

聴宮
❷
観髎
❶天容
天窓
小腸経

頭部の症状に効く顔つぼストレッチ 09

頭部は陰陽が密に集まっている場所です。頭部に不調があらわれているということは、陰陽が乱れている状態と言えます。

陽経：手足をめぐる経絡のすべて
陰経：五官（目、耳、鼻、口、舌）

頭痛
に効果的な顔つぼ

【顔つぼストレッチ方法】１点ストレッチ
【バランスが崩れている五臓】心、肺、腎

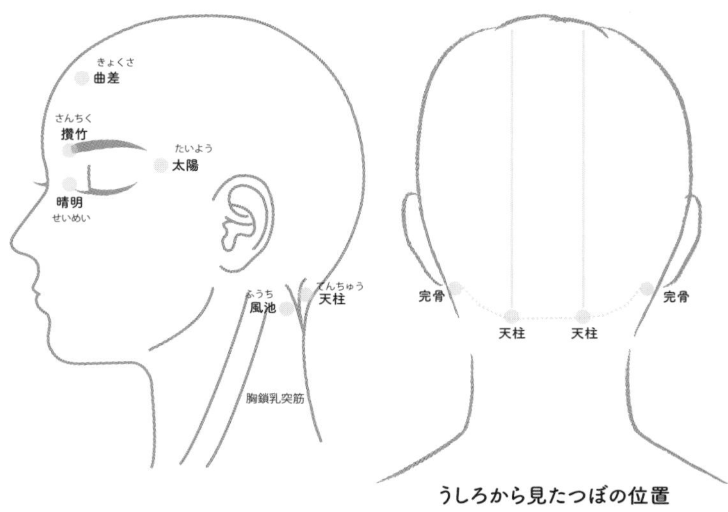
きょくさ
曲差
さんちく
攅竹
たいよう
太陽
晴明
せいめい
ふうち
風池
てんちゅう
天柱
胸鎖乳突筋
完骨
天柱
天柱
完骨
うしろから見たつぼの位置

【経絡ストレッチ方法】基本は２点つまんでストレッチ（つまんで＋つまんで、つまんで＋圧して、圧して＋圧して　のいずれの方法でも OK です）

頭痛
でケアしたい経絡

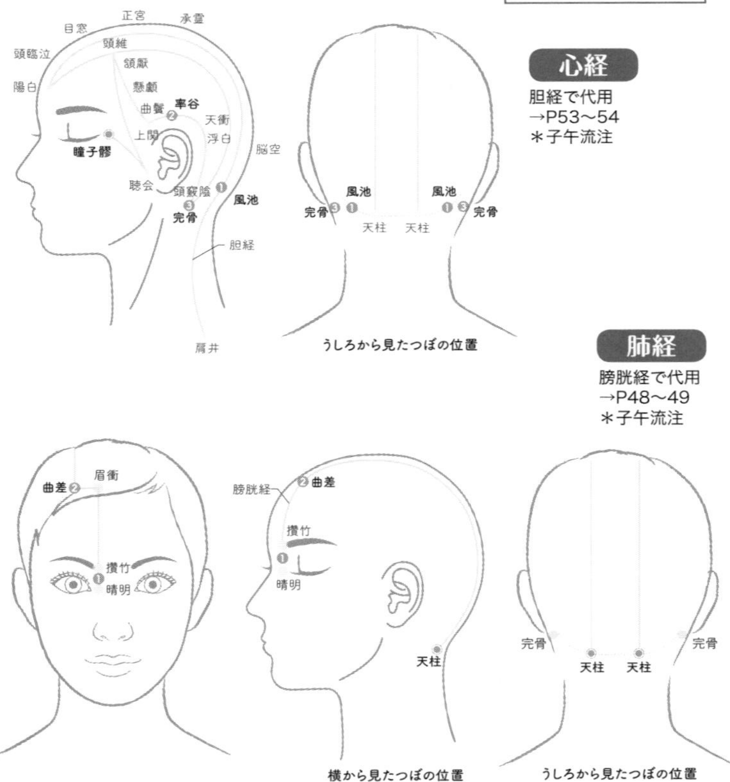

正宮
承霊
目窓
頭維
頭臨泣
頷厭
陽白
懸顱
率谷
曲鬢
天衝
上関
浮白
瞳子髎
脳空
聴会
頭竅陰
風池
完骨
胆経
肩井
風池
風池
完骨
完骨
天柱
天柱
うしろから見たつぼの位置
心経
胆経で代用
→P53～54
＊子午流注
肺経
膀胱経で代用
→P48～49
＊子午流注
眉衝
曲差
攢竹
晴明
膀胱経
曲差
攢竹
晴明
天柱
完骨
完骨
天柱
天柱
横から見たつぼの位置
うしろから見たつぼの位置

Point

頭痛は発散するべき熱が、首から頭部にこもっているときにおこります。心と腎で陰陽のバランスを整えて、背部の経絡（膀胱小腸経）をめぐらせて発散を促しましょう。

腎経

大腸経で代用
→P41〜42
＊子午流注

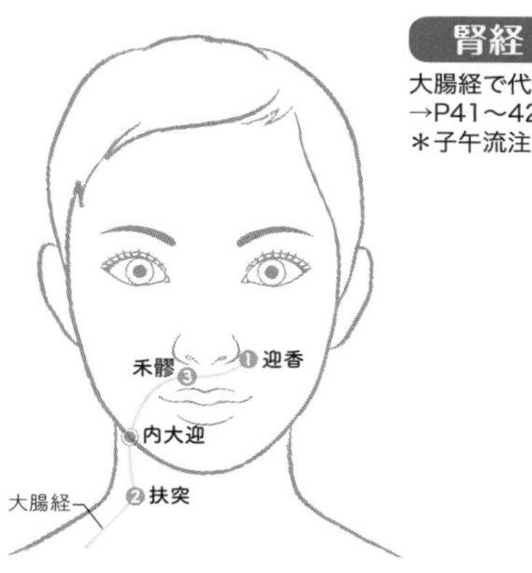
❶迎香
禾髎❸
内大迎
❷扶突
大腸経

小腸経

→P46〜47

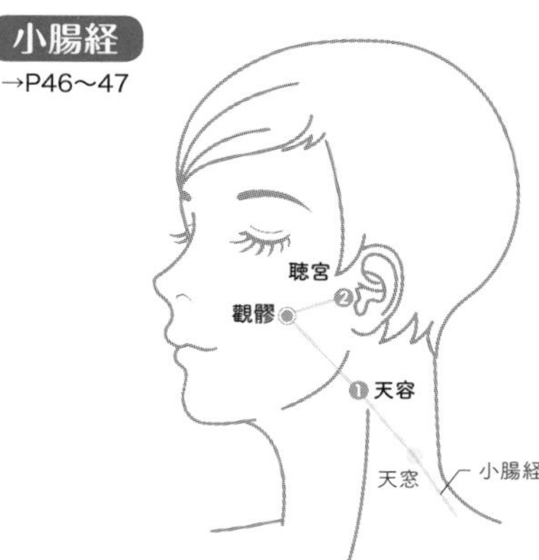
聴宮
観髎❷
❶天容
天窓
小腸経

偏頭痛
に効果的な顔つぼ

【顔つぼストレッチ方法】１点ストレッチ
【バランスが崩れている五臓】肝、腎、心

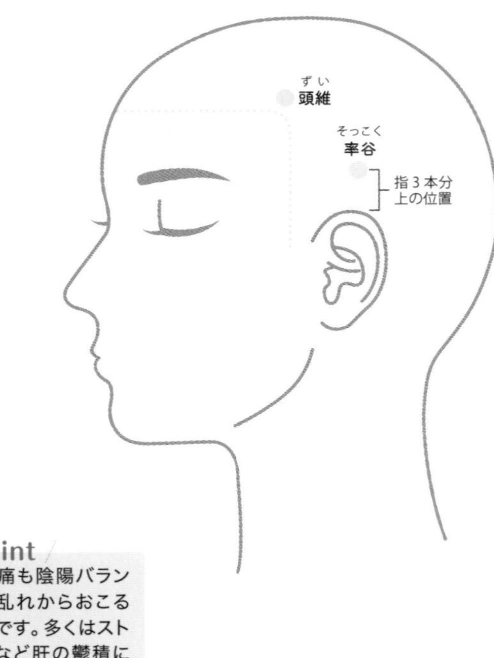

ずい
頭維
そっこく
率谷
指３本分
上の位置

Point

偏頭痛も陰陽バランスの乱れからおこる痛みです。多くはストレスなど肝の鬱積によっておこります。

【経絡ストレッチ方法】基本は2点つまんでストレッチ（つまんで＋つまんで、つまんで＋圧して、圧して＋圧して　のいずれの方法でも OK です）

偏頭痛
でケアしたい経絡

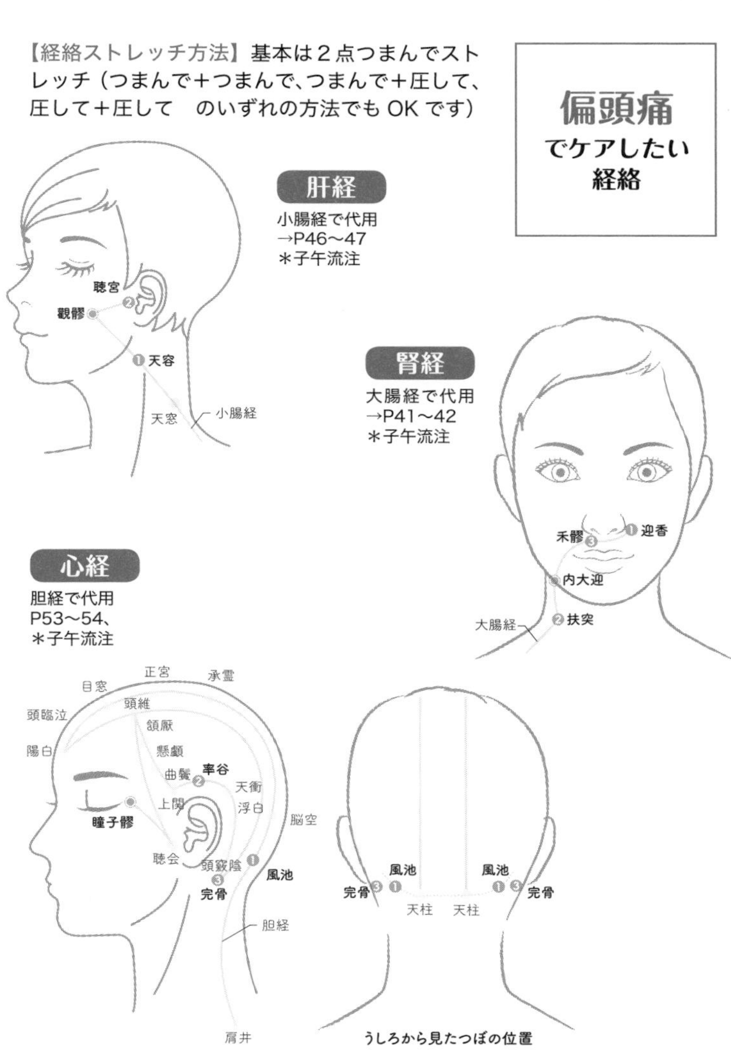
肝経
小腸経で代用
→P46〜47
＊子午流注
聴宮
顴髎
❷
❶ 天容
天窓
小腸経
腎経
大腸経で代用
→P41〜42
＊子午流注
❶ 迎香
禾髎 ❸
内大迎
❷ 扶突
大腸経
心経
胆経で代用
P53〜54、
＊子午流注
正宮
承霊
目窓
頭臨泣
頭維
頷厭
陽白
懸顱
曲鬢
❷ 率谷
天衝
上関
浮白
脳空
瞳子髎
聴会
頭竅陰
❶ 風池
❸ 完骨
胆経
肩井
風池
風池
完骨 ❸ ❶
❶ ❸ 完骨
天柱
天柱
うしろから見たつぼの位置

【顔つぼストレッチ方法】1点ストレッチ
【バランスが崩れている五臓】脾

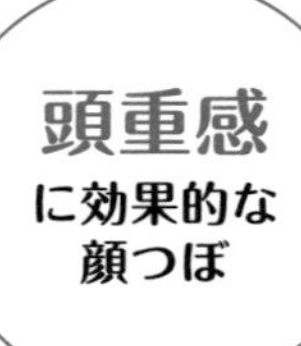
頭重感
に効果的な
顔つぼ

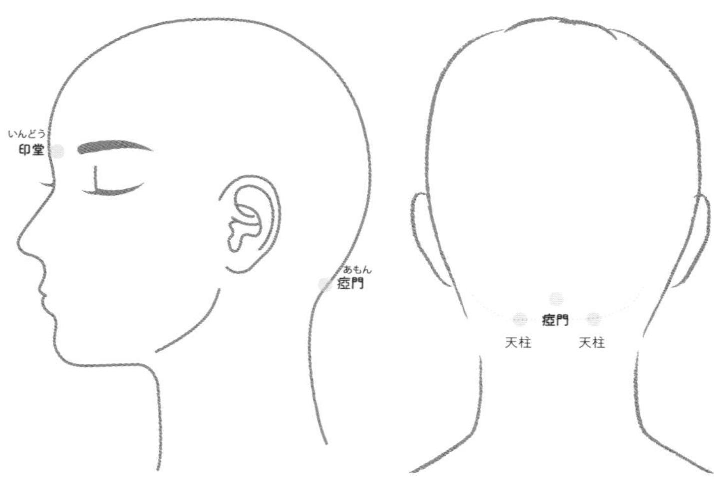
いんどう
印堂
あもん
瘂門
瘂門
天柱
天柱

Point

重いという症状は脾の弱りでおこります。顔つぼストレッチの後に、しゃがむ→立つを数回繰り返すと、脾経、胃経がめぐり改善しやすくなります。

【経絡ストレッチ方法】基本は2点つまんでストレッチ（つまんで＋つまんで、つまんで＋圧して、圧して＋圧して　のいずれの方法でもOKです）

頭重感
でケアしたい経絡

脾経

三焦経で代用
→P51～52
＊子午流注

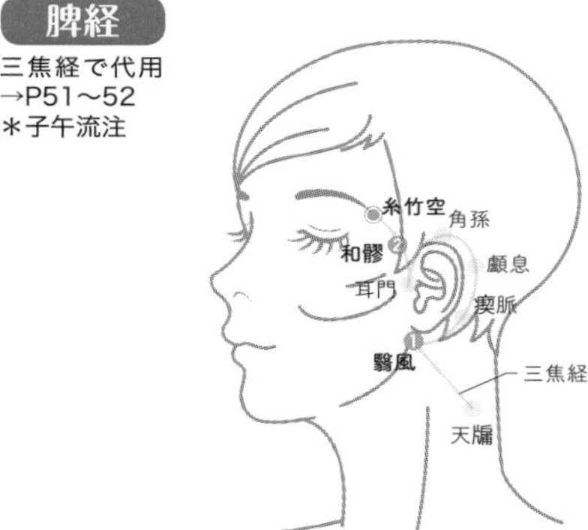

糸竹空
角孫
和髎
顱息
耳門
瘈脈
翳風
三焦経
天牖

胃経

→P43～44

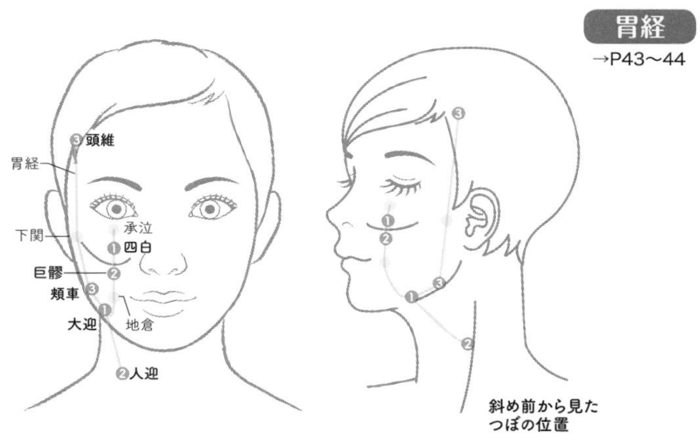

頭維
胃経
承泣
下関
四白
巨髎
頬車
大迎
地倉
人迎

斜め前から見たつぼの位置

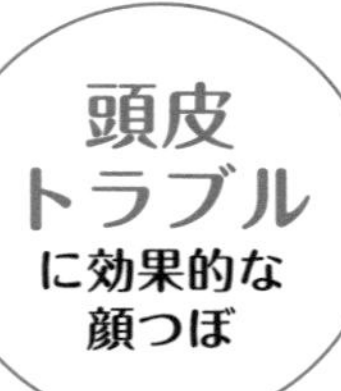
頭皮
トラブル
に効果的な
顔つぼ

【顔つぼストレッチ方法】１点ストレッチ
【バランスが崩れている五臓】心、肺

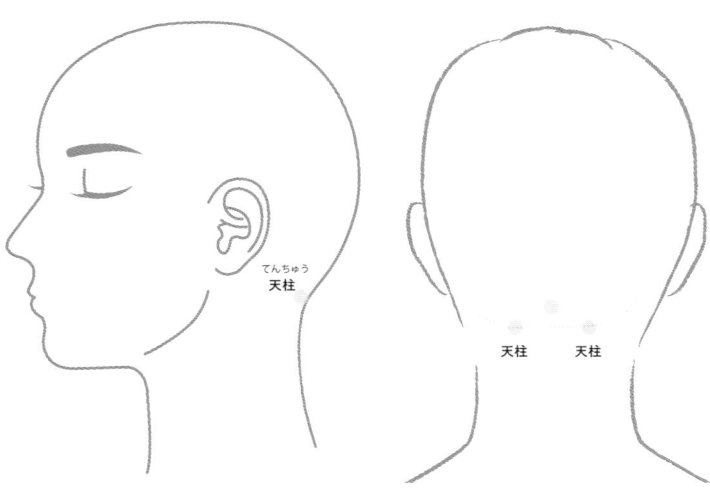
てんちゅう
天柱
天柱
天柱

Point

頭皮のかさつきや湿疹は、頭部の皮毛（地肌）の調節がうまくいかず、熱が強すぎることで起こります。皮毛＝肺、熱＝心が調節するために、膀胱経を整えることが有効です。

【経絡ストレッチ方法】基本は2点つまんでストレッチ（つまんで＋つまんで、つまんで＋圧して、圧して＋圧して　のいずれの方法でも OK です）

頭皮トラブルでケアしたい経絡

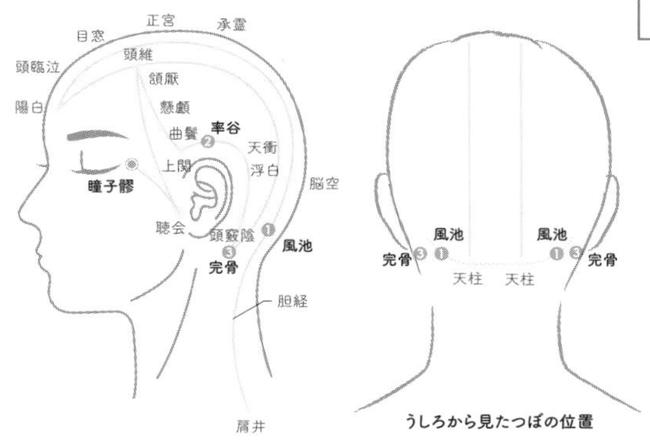
正宮
承霊
目窓
頭臨泣
頭維
頷厭
陽白
懸顱
率谷
曲鬢
天衝
上関
浮白
瞳子髎
脳空
聴会
頭竅陰
風池
完骨
胆経
肩井
風池
風池
完骨
完骨
天柱
天柱
うしろから見たつぼの位置

心経

胆経で代用
→P53〜54
＊子午流注

肺経

膀胱経で代用
→P48〜49
＊子午流注

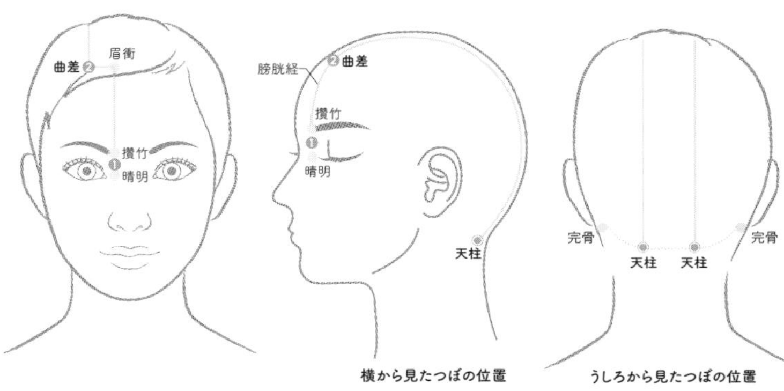
眉衝
曲差
攢竹
晴明
膀胱経
曲差
攢竹
晴明
天柱
完骨
完骨
天柱
天柱
横から見たつぼの位置

うしろから見たつぼの位置

【顔つぼストレッチ方法】1点ストレッチ
【バランスが崩れている五臓】腎、肺

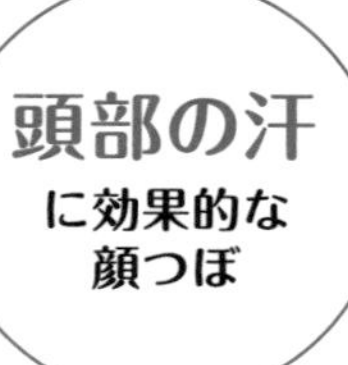
頭部の汗
に効果的な
顔つぼ

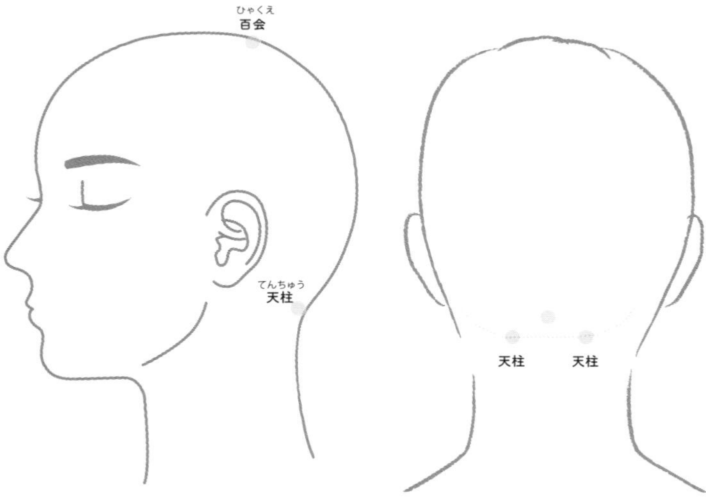
ひゃくえ
百会
てんちゅう
天柱
天柱
天柱

Point
陰陽のバランスの変化によって生じます。頭部にだけ汗をかくのは、下半身の陰が弱くなり、頭部に熱がのぼってしまうことが原因です。

【経絡ストレッチ方法】本は２点つまんでストレッチ（つまんで＋つまんで、つまんで＋圧して、圧して＋圧して　のいずれの方法でも OK です）

頭部の汗 でケアしたい 経絡

腎経

大腸経で代用
→P41～42
＊子午流注

❶迎香
禾髎❸
内大迎
❷扶突
大腸経

肺経

膀胱経で代用
→P48～49
＊子午流注

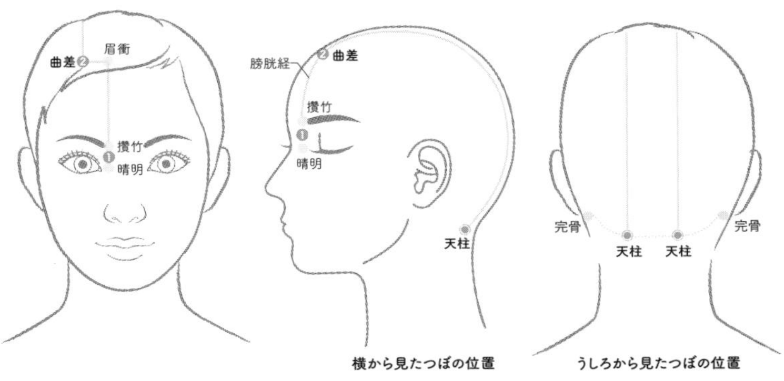
曲差❷
眉衝
攅竹
❶
晴明
膀胱経
❷曲差
攅竹
❶
晴明
天柱
完骨
天柱
天柱
完骨

横から見たつぼの位置

うしろから見たつぼの位置

睡眠トラブルに効く 顔つぼストレッチ

10

睡眠は肺と腎の働きと関係しています。朝起きたときに腰や首が痛いのは、肺虚と言って肺の力が低下していることのあらわれです。他に、背中が硬く、呼吸が浅くなっている状態でも睡眠トラブルは起こります。

※寝ているときに体が痛い、咳が出るなどの症状が悪化するのは、元気の源である腎精（じんせい：両親から受け継いだ生命エネルギー）の問題で、少々深刻です。

【顔つぼストレッチ方法】１点ストレッチ
【バランスが崩れている五臓】肺、腎

不眠・寝つきが悪いに効果的な顔つぼ

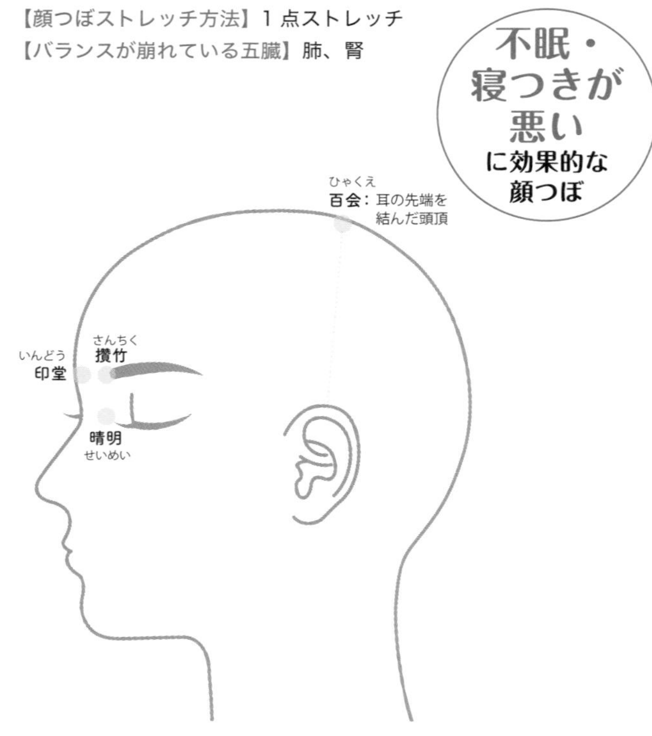
ひゃくえ
百会：耳の先端を結んだ頭頂
さんちく
攅竹
いんどう
印堂
晴明
せいめい

【経絡ストレッチ方法】基本は２点つまんでストレッチ（つまんで＋つまんで、つまんで＋圧して、圧して＋圧して　のいずれの方法でも OK です）

不眠・寝つきが悪いでケアしたい経絡

肺経

膀胱経で代用
→P48〜49
＊子午流注

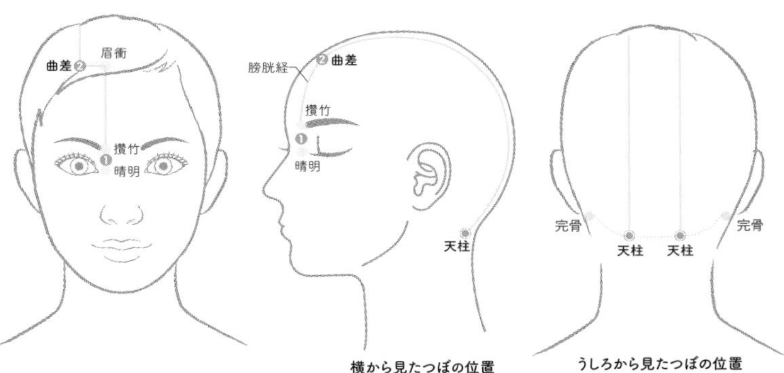
眉衝
曲差②
攢竹
①
晴明
膀胱経
②曲差
攢竹
①
晴明
天柱
完骨
天柱
天柱
完骨
横から見たつぼの位置
うしろから見たつぼの位置

腎経

大腸経で代用
→P41〜42
＊子午流注

小腸経

→P46〜47

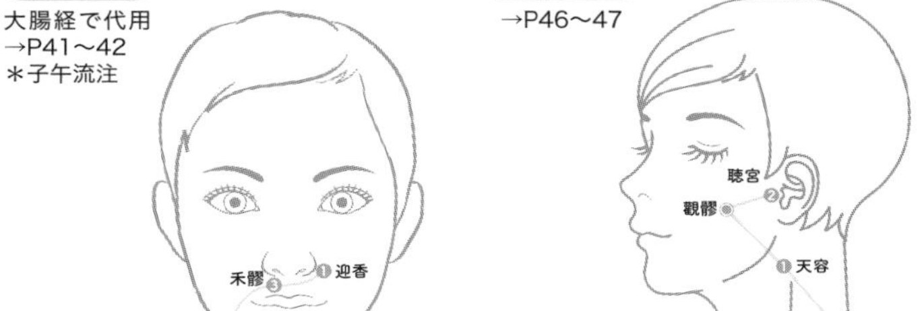
禾髎③
①迎香
内大迎
大腸経
②扶突
聴宮
観髎
②
①天容
天窓
小腸経

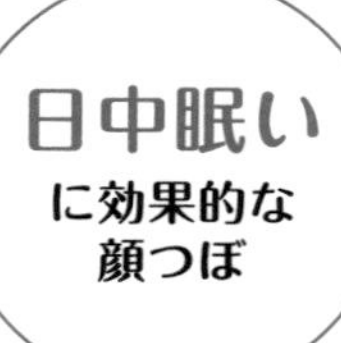
日中眠い
に効果的な
顔つぼ

【顔つぼストレッチ方法】１点ストレッチ
【バランスが崩れている五臓】脾

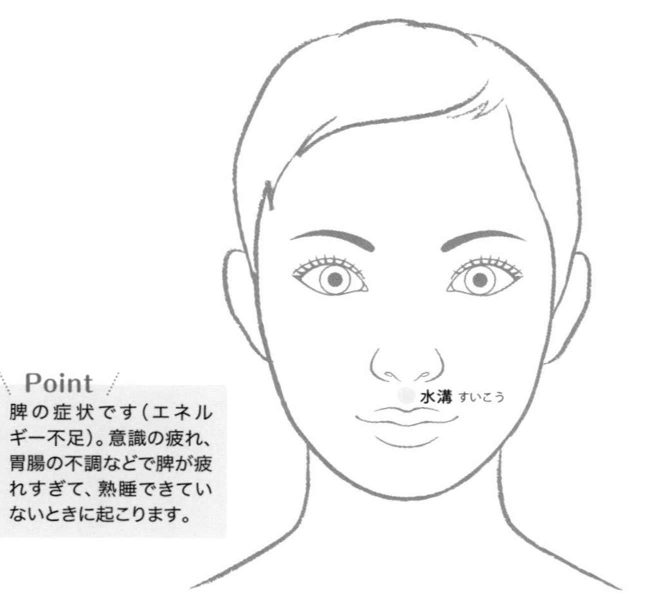
水溝 すいこう

Point

脾の症状です(エネルギー不足)。意識の疲れ、胃腸の不調などで脾が疲れすぎて、熟睡できていないときに起こります。

【経絡ストレッチ方法】基本は２点つまんでストレッチ（つまんで＋つまんで、つまんで＋圧して、圧して＋圧して　のいずれの方法でも OK です）

日中眠い
でケアしたい
経絡

脾経

三焦経で代用
→P51～52
＊子午流注

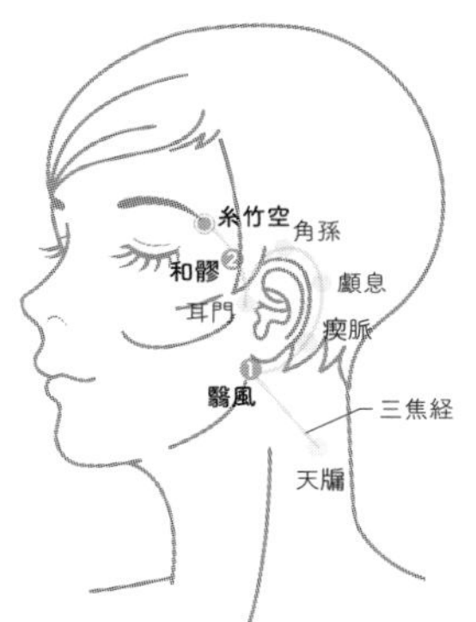
糸竹空
角孫
和髎
顱息
耳門
瘈脈
翳風
三焦経
天牖

膀胱経

→P48～49

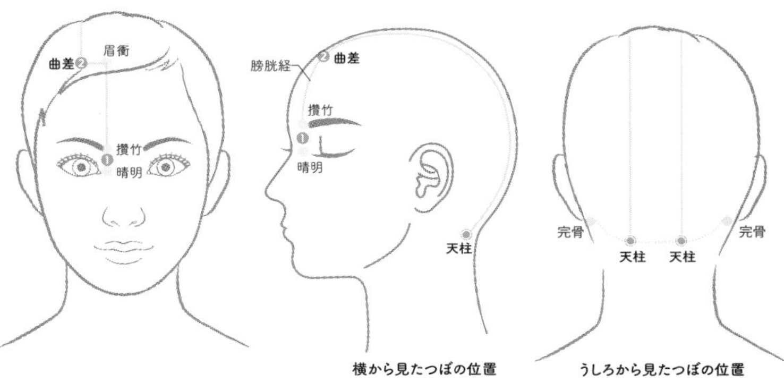
眉衝
曲差
攢竹
晴明
膀胱経
曲差
攢竹
晴明
天柱
完骨
天柱
天柱
完骨

横から見たつぼの位置　うしろから見たつぼの位置

夜間にトイレに起きるに効果的な顔つぼ

【顔つぼストレッチ方法】1点ストレッチ
【バランスが崩れている五臓】肺、腎

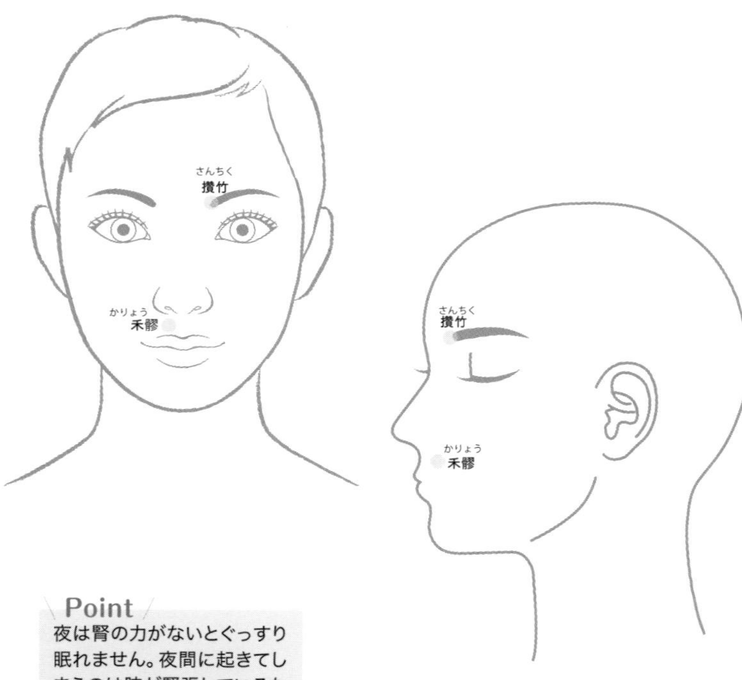
さんちく
攢竹
かりょう
禾髎
さんちく
攢竹
かりょう
禾髎

Point
夜は腎の力がないとぐっすり眠れません。夜間に起きてしまうのは肺が緊張しているためです。肺と腎を整えると夜間の尿の問題は改善します。

【経絡ストレッチ方法】基本は2点つまんでストレッチ（つまんで＋つまんで、つまんで＋圧して、圧して＋圧して　のいずれの方法でも OK です）

夜間にトイレに起きるでケアしたい経絡

肺経

膀胱経で代用
→P48〜49
＊子午流注

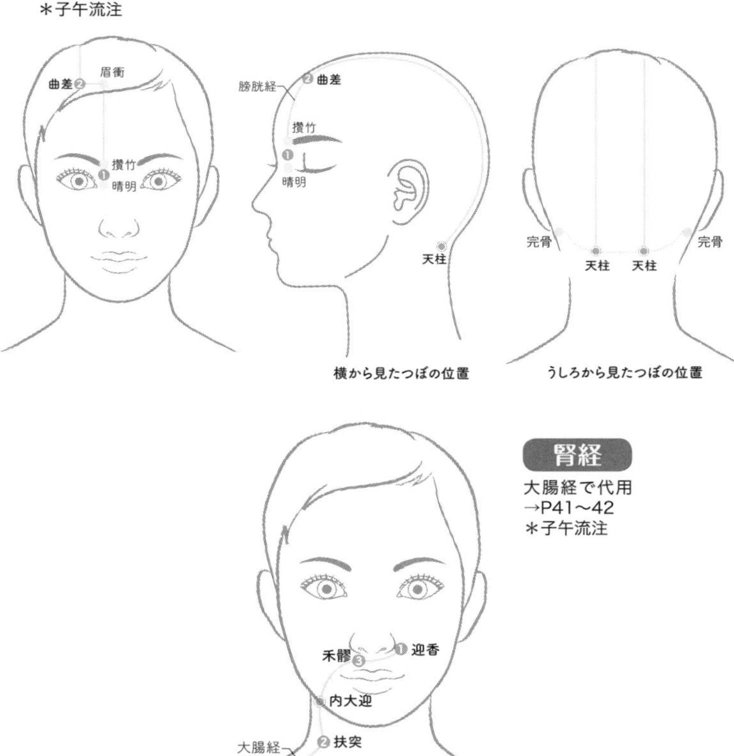

曲差②
眉衝
攅竹
①
睛明
膀胱経
②曲差
攅竹
①
睛明
天柱
完骨
天柱
天柱
完骨
横から見たつぼの位置
うしろから見たつぼの位置
禾髎③
①迎香
内大迎
大腸経
②扶突

腎経

大腸経で代用
→P41〜42
＊子午流注

さらに全身を整えたい人のための
1点圧してストレッチ

顔には五臓の反応区と呼ばれる部位があります。不調が起きているときには、対応する部位に反応があらわれる（＝反応区）とする東洋医学の考え方です。反応区を刺激することで五臓の働きを取り戻し、不調を整える効果があると考えられています。

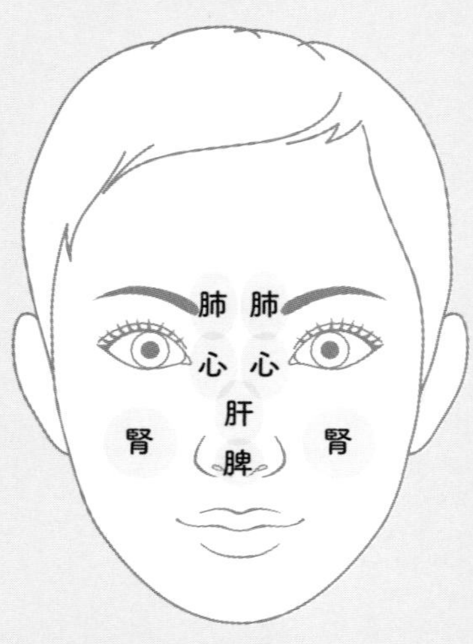
肺 肺
心 心
肝
腎
脾
腎

- 肺の反応区：眉頭の間
  呼吸器系の不調、皮膚の不調、首肩の緊張
- 心の反応区：目頭の間
  熱代謝や汗の不調、脈などの循環器の問題、口内炎
- 肝の反応区：鼻柱
  筋肉の不調（筋肉痛、打撲痛）、ストレス、月経不調
- 脾の反応区：鼻先
  胃腸系の不調、栄養代謝の問題、むくみ、重だるい症状
- 腎の反応区：頬骨
  元気・精力低下、骨関節の不調、目や耳の不調

これらの反応区へは1点圧してストレッチがおすすめです。しばらく刺激しながら呼吸を深めていくと効果が認められます。

顔つぼストレッチと合わせて行ないたい
手足への刺激

経絡の切り替わりポイントは顔、手先、足先です。顔つぼストレッチのほか、手先と足先にも刺激を加えることで、より積極的な全身ケアが可能になります。

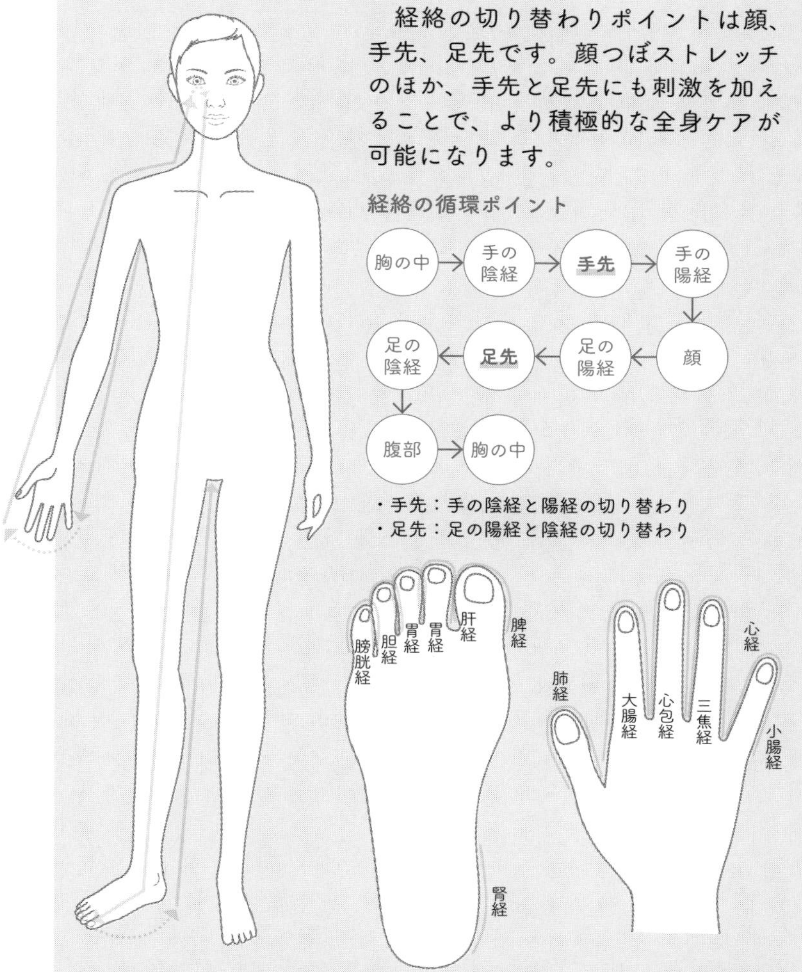
経絡の循環ポイント
胸の中
手の陰経
手先
手の陽経
顔
足の陽経
足先
足の陰経
腹部
胸の中
膀胱経
胆経
胃経
胃経
肝経
脾経
腎経
肺経
大腸経
心包経
三焦経
心経
小腸経

・手先：手の陰経と陽経の切り替わり
・足先：足の陽経と陰経の切り替わり

各指・爪を横から挟むように刺激していきましょう。手足の動きと顔の結びつきがよりスムーズになり、全身の不調改善の効果がさらに期待できます。

鈴木康玄 Yasuharu Suzuki

鍼灸師、康鍼治療院院長。
1973年 東京都生まれ。青山学院大学卒業後、レコード会社勤務、アパレル勤務などを経て鍼灸師の資格を取る。小学校の頃より気管支喘息の治療をしてもらっていた日本伝統の鍼灸脈診の治療家・長谷川保氏に師事。2004年に渋谷に「康鍼治療院」を開院して16年。治療をしながら、日々の生活の仕方、生き方や精神・感情から身体や病気がどのようにつくられていくかを探求し、「康塾」という元気に生きる為の講座や、日常で使える東洋医学セルフケアのワークショップを開催し、全国各地・海外で活動する。

康鍼治療院　www.yasuhari.com

不調にすぐ効く顔つぼストレッチ

2020年 1月21日　第一刷発行

著 者　鈴木康玄

イラスト　渡邉 由
デザイン　清水佳子（smz'）　高 八重子
編集　福永恵子（産業編集センター）

発 行　株式会社産業編集センター
〒112-0011 東京都文京区千石4-39-17

印刷・製本　株式会社シナノパブリッシングプレス

ISBN978-4-86311-255-1　C0077